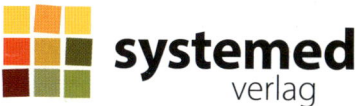

SUSANNE BADER

PALEO-GUIDE.

KOMPAKTES BASISWISSEN, TABELLEN UND PRAKTISCHE TIPPS
ZUM LEICHTEN EINSTIEG IN EIN LEBEN IM EINKLANG MIT DEN GENEN.

Inhalt

ACH, SCHON WIEDER EINE NEUE DIÄT?

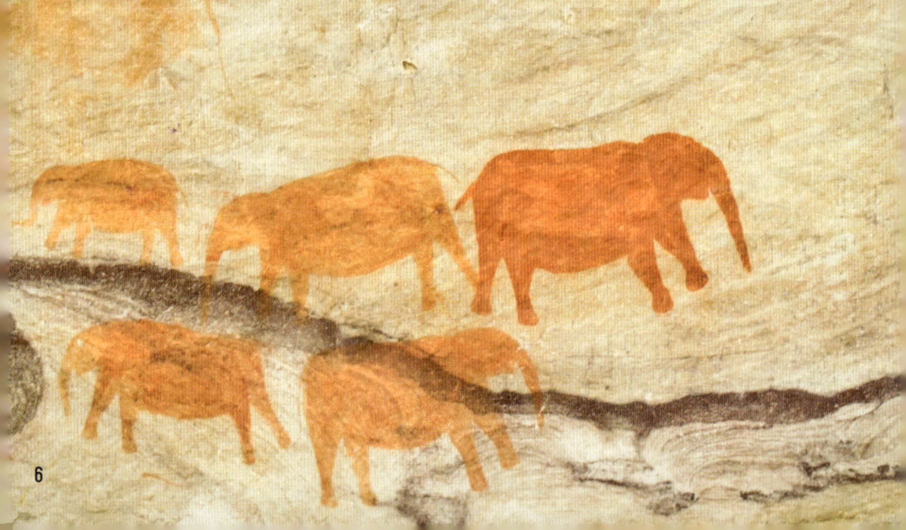

In letzter Zeit häufen sich in den Medien Berichterstattungen über die Paleo-Ernährung bzw. Steinzeitdiät. Nicht selten ist dabei von einer fleischlastigen Kost die Rede oder von einem neuen Abnehmtrend. Sicher ist Fleisch ein wichtiger Bestandteil der Paleo-Ernährung, und sicher kann man mit dieser Ernährungsweise auch Gewicht reduzieren. Paleo darauf zu reduzieren, wird dem Grundgedanken und der Philosophie, die dahinterstecken, jedoch keineswegs gerecht. Das Paleo-Konzept ist ungleich vielschichtiger. Im Mittelpunkt steht die »Besinnung auf die natürlichen Bedürfnisse der Menschen und eine am modernen Alltag angepasste Umsetzung mit bestmöglicher Qualität« (PaläoPower, Seite 253). Was es im Einzelnen damit auf sich hat, erfahren Sie auf den folgenden Seiten – kompakt zusammengefasst und mit vielen praktischen Übersichten und Tipps für die ersten Schritte mit Paleo. Der Schwerpunkt liegt dabei auf der Ernährung.

Als Experten für Paleo-Ernährung gelten u. a. der US-amerikanische Evolutionsbiologe Prof. Dr. Loren Cordain (»Die Paleo-Ernährung«) und der US-Amerikaner Mark Sisson (»Gesundheitsgeheimnisse aus der Steinzeit«, Primal Health-Konzept). Im deutschsprachigen Raum befasst sich Molekular- und Evolutionsbiologin Dr. Sabine Paul (»PaläoPower«; seit Mitte 2015 Vorstand der Deutschen Gesellschaft für Paläoernährung) seit vielen Jahren intensiv mit der Thematik. Das Wissen und die Erfahrungen dieser und weiterer Vertreter der Paleo-Szene sind in diesen Ratgeber eingeflossen. Eine entsprechende Liste der zugrunde liegenden Quellen und Leseempfehlungen zur Vertiefung der Informationen finden Sie am Ende dieses Ratgebers.

Unser Erbe – die genetische Ausstattung der Jäger und Sammler

Die Menschheit kann auf eine 2,5 Millionen Jahre dauernde Jäger- und Sammler-karriere zurückblicken. »Diese Zeit prägte«, laut Sabine Paul, »die genetische Ausstattung der Menschen und bestimmt noch heute unsere Körpereigenschaften und unser Verhalten.« (PaläoPower, Seite 25). Im Vergleich zur langen Ära der Altsteinzeit[1] ist die Neusteinzeit[2], die vor rund 10.000 Jahre mit dem Beginn von Ackerbau und Viehzucht eingeläutet wurde, nur ein kurzes Praktikum. Dieser Zeit-punkt gilt als revolutionäre Wende der Ernährungs- und auch Lebensgewohnheiten.

Nachdem unsere Vorfahren sesshaft wurden, veränderte sich das Nahrungsmittel-spektrum deutlich. Standen bei den Jägern und Sammlern natürliche und nähr-stoffreiche Lebensmittel wie Fleisch, Fisch, Eier, eine Fülle an essbaren Pflanzen, Früchte, Nüsse und Samen im Mittelpunkt, eroberten fortan neue moderne Nahrungsquellen wie Getreide und Milchprodukte die nunmehr festen Behausun-gen. Damit reduzierte sich auch die Vielfalt der Nahrung erheblich. Die Abhän-gigkeit von einigen wenigen Nahrungsmittelgruppen führte bei Ernteausfall oder einer Dezimierung des Viehbestands durch Krankheiten nicht selten zu Hungers-nöten. Etwa ab Mitte des 19. Jahrhunderts gewann die industrielle Verarbeitung von Lebensmitteln zunehmend an Bedeutung. Seit den 1970er-Jahren boomt die Herstellung von Halbfertig- und Fertigprodukten sowie von Lebensmittelimitaten und designten Produkten.

---

1   Paläolithikum – daher auch der Begriff Paläo bzw. amerikanisch Paleo
2   Neolithikum

Den meisten von uns erscheinen 10.000 Jahre unvorstellbar lang. Aus evolutionärer Sicht ist diese Zeitspanne jedoch extrem kurz – zu kurz für unsere Gene, um sich an die rasant verändernden Umweltbedingungen anzupassen, wie Experten betonen. Und so kollidieren unsere ererbten Jäger- und Sammlergene mit unseren modernen Lebensgewohnheiten (Fehlernährung, Bewegungsmangel, zu viel Stress, zu wenig Schlaf und zu wenig Sonnenlicht) und sorgen für einen rasanten Anstieg von Zivilisationserkrankungen wie Übergewicht und Fettleibigkeit, Insulinresistenz, Typ-2-Diabetes, Fettleber, Herz-Kreislauf-Erkrankungen, Krebs, aber auch Unverträglichkeiten, Allergien und Autoimmunerkrankungen.

> »Unsere altsteinzeitlichen Gene sind für eine andere als die moderne Ernährungs- und Bewegungsweise optimiert, und so kommt es häufig zu Problemen mit den seit dem Neolithikum vorherrschenden Nahrungsmitteln und Lebensstilen.« (Der Darwin-Code, Seite 31)

Genetische Merkmale, die unseren Vorfahren einst das Überleben sicherten – etwa zeitweilige entzündliche Prozesse zur Bekämpfung von Krankheitserregern, die Möglichkeit, Fett für Notzeiten zu speichern oder die Schonung der Kohlenhydratreserven, um überlebenswichtige Körperfunktionen aufrechtzuerhalten – können unter heutigen Umwelt- und Lebensbedingungen zum folgenschweren Gesundheitsrisiko werden (siehe dazu Insulinresistenz, Seite 10).

Höchste Zeit umzudenken, um wieder im Einklang mit unserem genetischen Erbe zu leben! Mit natürlichen, nährstoffreichen Nahrungsmitteln, die uns fit, leistungsfähig und gesund erhalten.

Insulinresistenz. Vom Überlebensvorteil zum Gesundheitsrisiko

Für unsere Vorfahren war Insulinresistenz ein klarer Überlebensvorteil. Bei Nahrungsmittelknappheit und geringer Kohlenhydratversorgung konnten die Glukosereserven für Organe aufgespart werden, die auf Glukose angewiesen sind (Gehirn, rote Blutkörperchen), indem sich vor allem Muskel- und Leberzellen für die Zuckeraufnahme verschlossen. Das galt (und tut es auch heute noch) auch für akute Situationen, in denen Glukose für bestimmte Gewebebereiche zur Verfügung stehen musste – etwa bei Infekten oder einem Unfall. Ein zweckmäßiger Mechanismus also, der sich genetisch durchgesetzt hat und ursächlich dafür ist, dass heutzutage noch immer viele Menschen die genetische Anlage zur Insulinresistenz in sich tragen.

Anders als heute gab es damals jedoch kein unerschöpfliches Kohlenhydrat-angebot, das die Zucker- und Insulinspiegel als Folge der Insulinresistenz in die Höhe getrieben hätte. Auch litten unsere Vorfahren sicherlich nicht an Bewegungs-mangel. Doch genau das sind wesentliche Faktoren dafür, dass eine Insulinresis-tenz inzwischen häufig zum Dauerzustand wird und gesundheitliche Probleme nach sich zieht. Moderne »Angewohnheiten«, wie Rauchen, Stress oder Schlaf-mangel, verschärfen die Lage zusätzlich.

Die Folge: ständig erhöhte Blutzuckerwerte (Hyperglykämie) und Insu-linspiegel (Hyperinsulinämie). Mit dieser Ausgangslage geht der Kurs recht schnell in Richtung Übergewicht, Bluthochdruck, Fettstoffwechsel-störungen oder Typ-2-Diabetes.

Die moderne Steinzeiternährung

Zurück zu Keule und Lendenschurz? Wohl kaum! Bei der Paleo-Ernährung geht es nicht darum, detailgetreu nachzuahmen, was unsere Vorfahren gegessen haben. Das wäre auch gar nicht möglich. Schließlich gibt es viele der altsteinzeitlichen Nahrungsquellen heute gar nicht mehr oder zumindest nicht in der ursprünglichen Form. Vielmehr werden qualitativ hochwertige, nährstoffreiche Lebensmittel in den Mittelpunkt gerückt, also all das, was unsere Vorfahren zum Erfolgsmodell werden ließ, das sich bis zum heutigen Zeitpunkt erfolgreich fortgepflanzt hat (vgl. Paläo-Power, Seite 15 f.). Es ist an uns, dieses Erbe erfolgreich zu »verwalten«.

Auf dieser Grundlage schließt die Paleo-Ernährung eine ganze Reihe von Lebensmitteln neuzeitlichen Ursprungs aus, die unsere Gesundheit – in Verbindung mit unserer heutigen Umwelt und Lebensweise – zum Teil massiv beeinträchtigen können. Von Verzicht kann dennoch nicht die Rede sein. Der Paleo-Speiseplan setzt sich aus einer Vielfalt an frischen, natürlichen und wohlschmeckenden Nahrungsmitteln zusammen, die unzählige Variationen zulassen. Probieren Sie es doch einfach aus!

Stoff für Diskussionen

Wir können doch gar nicht wissen, was die Menschen in der Steinzeit gegessen haben!

Natürlich weiß man nicht im Einzelnen, was die Menschen in der Steinzeit gegessen haben. Schließlich hat keiner mit ihnen am Lagerfeuer gesessen und erst recht kursieren davon keine Videoclips im Internet. Zudem gab es auch damals erhebliche regional bzw. klimatisch bedingte Unterschiede der Ernährungsweisen. Archäologische Funde, Knochen- und Zahn- oder Genanalysen sowie Beobachtungen von neuzeitlichen Jäger- und Sammlergruppen (z.B. !Kung (San) oder Hadza in Afrika, Aborigines in Australien) lassen jedoch gemeinsam mit Forschungsergebnissen der Evolutionsbiologie recht detaillierte Rückschlüsse auf die früheren Ernährungsweisen zu, aus denen sich das Modell der Paleo-Ernährung entwickelt hat.

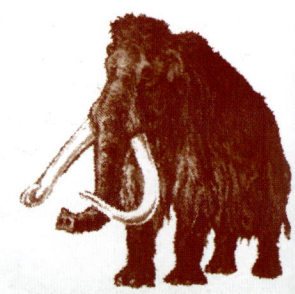

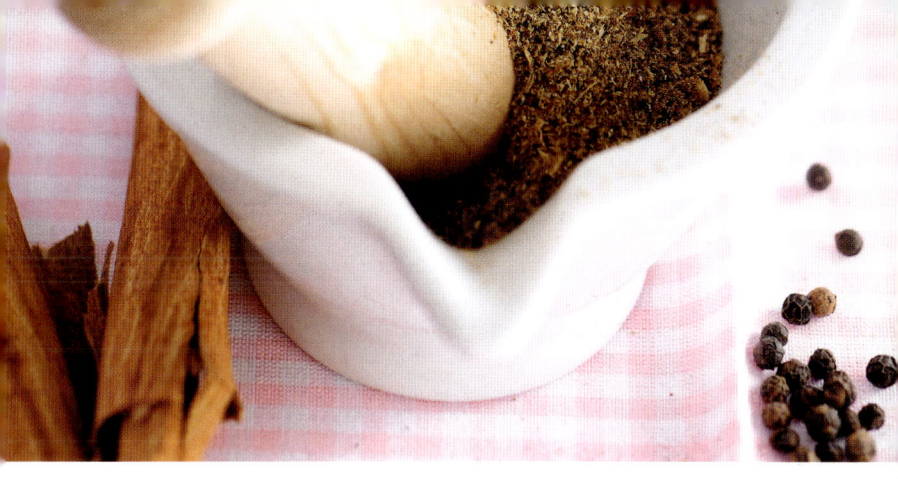

Aber Menschen in der Steinzeit wurden doch nicht besonders alt!

Die geringe Lebenserwartung von 30 Jahren beruhte auf einer hohen Kindersterblichkeit und darauf, dass Jäger und Sammler häufig Opfer von Raubtieren wurden oder infolge von Unfällen verstarben. Wer davon verschont blieb, hatte sehr große Chancen, ein hohes Alter zu erreichen – und das meist bei bester Gesundheit. Moderne Zivilisationskrankheiten wie Diabetes, Herzinfarkt, Schlaganfall, Krebs, Allergien oder Autoimmunerkrankungen waren damals unbekannt.

Bei Paleo wird so viel Fleisch gegessen, das kann nicht gesund sein, und ethisch und ökologisch vertretbar ist es schon gar nicht!

Die Paleo-Ernährung ist keineswegs eine Aufforderung dazu, hemmungslos dem Fleischverzehr zu frönen. Ihre Basis ist Gemüse. Aber auch Fleisch spielt – neben vielen anderen natürlichen Nahrungsmitteln – als guter Nährstofflieferant eine wichtige Rolle. Dabei wird jedoch unbedingt Wert auf Qualität und Nachhaltigkeit gelegt, also auf Fleisch aus artgerechter Haltung und Fütterung, auch aus ethischen und ökologischen Gesichtspunkten. Massentierhaltung wird grundsätzlich abgelehnt.

Es gibt schon so viele Diäten, die alle nicht funktionieren. Warum sollte gerade die Paleo-Diät besser sein?

Paleo ist keine Diät, schon gar nicht in dem Sinne, was wir üblicherweise darunter verstehen: eine zeitlich begrenzte Maßnahme, um so schnell es geht möglichst viele überflüssige Pfunde loszuwerden. Paleo ist eine Lebenseinstellung, in deren Mittelpunkt Nahrungsmittel stehen, die uns aufgrund ihrer Natürlichkeit, Qualität und Vielfalt gesund erhalten; dazu geht es um Genuss und eine insgesamt gesunde Lebensweise. Was nicht heißt, dass man mit Paleo nicht abnehmen könnte. Aber das ist nicht das vorrangige Ziel, sondern meist eine positive Nebenwirkung.

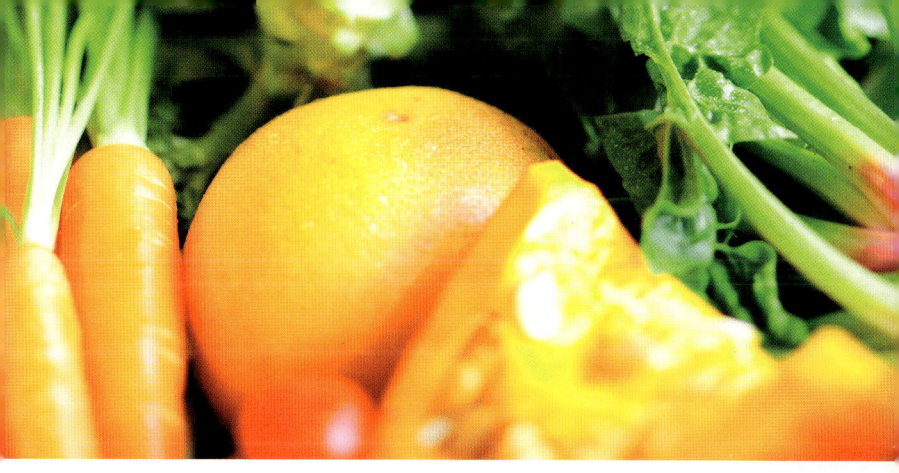

Aber das kostet doch viel mehr, wenn ich nur noch gutes Fleisch und Bio-Gemüse kaufe.

Qualitativ hochwertige Nahrungsmittel haben ihren Preis und lassen die Paleo-Ernährung auf den ersten Blick deutlich teurer erscheinen als die gängige Durchschnittsernährung. Auf den zweiten Blick relativiert sich die scheinbar logische Gleichung »Qualität = Mehrkosten« jedoch durchaus. Abgesehen davon ist ein finanzieller Mehraufwand für eine gesund erhaltende Ernährung eine lohnende Investition.

- Nährstoffreiche Nahrungsmittel sättigen besser als nährstoffarmer »Industriekram«, was bedeutet, dass Sie im Endeffekt weniger einkaufen müssen als bisher.

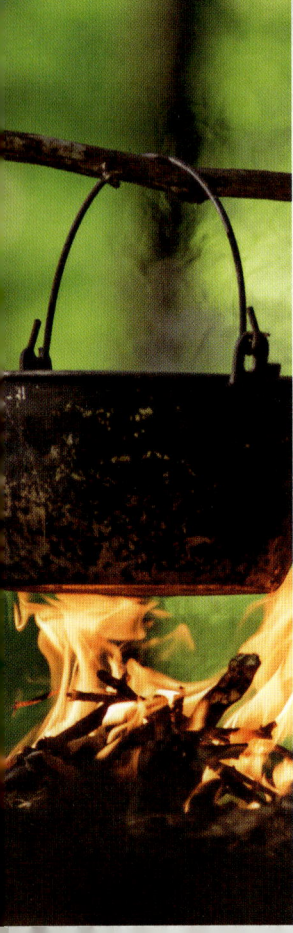

- Heutzutage wird viel weggeworfen. Wer mehr Geld für seine Lebensmittel bezahlt hat, achtet vermutlich verstärkt darauf, nichts vergammeln zu lassen. Auch das spart Geld.

- Es muss nicht immer Filet sein. Versuchen Sie stattdessen auch mal andere Fleischteile, z. B. Beinscheiben oder fettdurchzogenes (marmoriertes) Fleisch. Das schont nicht nur den Geldbeutel, sondern sorgt auch für Abwechslung, die ein zentraler Aspekt von Paleo ist. Und natürlich muss es auch nicht immer Fleisch sein. In der Paleo-Küche finden sich auch viele Möglichkeiten für fleischfreie Gerichte.

- Regionale Produkte, die dann reichlich verfügbar sind, wenn gerade Saison dafür ist und die nicht den halben Erdball umrundet haben, bevor sie in ihrem Einkaufskorb landen, schonen Ihren Geldbeutel und sind auch in Bio-Qualität meist günstiger (siehe Saisonkalender ab Seite 48).

- Auch Fertiggerichte und Fast Food haben ihren Preis. Beim Verzicht darauf steht mehr Geld für echte, nährstoffreiche Nahrungsmittel zur Verfügung.

- Nutzen Sie aus, wenn Paleo-Produkte im Angebot sind und decken Sie sich entsprechend ein. Auch Preisvergleiche im Internet lohnen sich.

Der stressige Alltag lässt doch gar nicht zu, groß einzukaufen und zu kochen.

Ja, Paleo nimmt sicher etwas mehr von Ihrer Zeit in Anspruch, aber die ist bestens investiert.

- Vor allem am Anfang ist der Einkauf vermutlich etwas zeitaufwendiger. Sie werden jedoch ganz schnell herausfinden, wo Sie was bekommen.

- Vielerorts werden Bio-Kisten im Abo angeboten, die direkt nach Hause geliefert werden.

- Wer frische Mahlzeiten zubereitet, braucht dafür vielleicht etwas mehr Zeit als für den Griff zur Fertigpizza oder den Gang zur Imbissbude. Aber dafür haben Sie anschließend auch ein hochwertiges Gericht auf dem Teller.

- Größere Portionen kochen und einfrieren: Das versorgt Sie auch dann schnell mit einer Mahlzeit, wenn Zeit oder Muße zum Kochen fehlen.

Apropos Zeit: Die sollte man sich auch beim Essen nehmen! Ablenkungen aller Art sind tabu. Schließlich möchten Sie ja mit allen Sinnen erleben, was Sie essen.

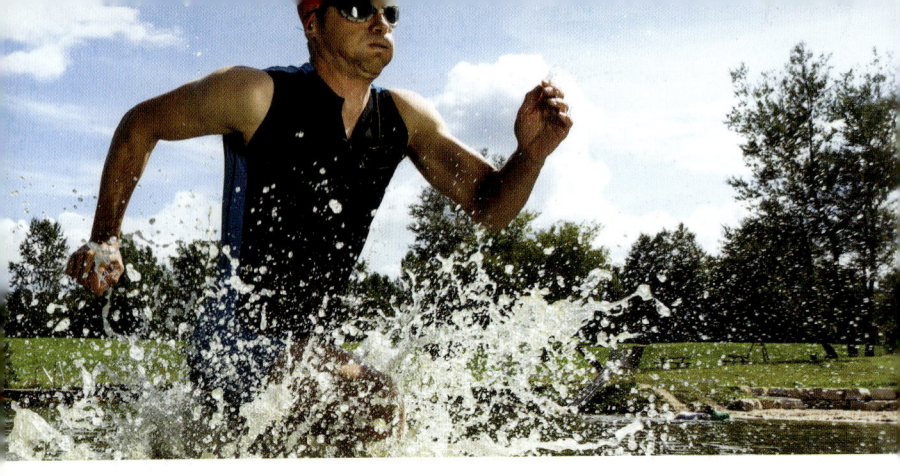

Die Vorteile der Paleo-Ernährung auf einen Blick

Die Rückbesinnung auf das, was unseren Genen entspricht und die Umsetzung der entsprechenden Ernährungsweise ziehen eine Menge positiver Effekte nach sich. So kann die Paleo-Ernährung – wie Experten und zahlreiche Anwender berichten – zu folgenden gesundheitlichen Verbesserungen beitragen:

- mehr Energie, Konzentrations- und Leistungsfähigkeit

- Reduzierung von Heißhungerattacken und überflüssigen Kalorien

- optimierte Nutzung von Nahrungs- und Körperfett als primäre Energiequelle

- Stabilisierung von Blutzucker- und Insulinspiegel, Verbesserung oder Normalisierung von Blutfettwerten, Blutdruck und Entzündungswerten

- positive Veränderung des Hautbilds, z. B. bei Akne oder Neurodermitis

- Verbesserung oder Beseitigung von Verdauungsbeschwerden

- Linderung von Krankheitssymptomen bei zahlreichen Erkrankungen wie Diabetes, Fettleber, Erkrankungen des Herz-Kreislauf-Systems oder Osteoporose sowie bei Autoimmunerkrankungen, etwa bei Zöliakie/Sprue (Unverträglichkeit von Gluten), Morbus Crohn und Colitis ulcerosa (chronisch entzündliche Darmerkrankungen), multipler Sklerose (chronisch entzündliche Erkrankung des zentralen Nervensystems), rheumatoide Arthritis (chronische Gelenkentzündungen), Hashimoto-Thyreoiditis, Asthma, Schuppenflechte

- Reduzierung und Stabilisierung des Körpergewichts

Die Ernährung nach dem Paleo-Prinzip fördert außerdem ein positives Körpergefühl, sorgt für Wohlbefinden; sie lässt uns besser schlafen, macht uns weniger anfällig für Infekte und sorgt für bessere Stimmung – und das bei vollem Genuss!

> »Wer Freude daran entwickelt, qualitativ hochwertige Zutaten aufzuspüren, merkt in der Regel schnell, welche Energie die individuelle Jäger- und Sammlerernährung liefert und wie sich viele gesundheitliche Probleme auflösen.« (Der Darwin-Code, Seite 37)

Individualität statt pauschales Regelwerk: Es geht um Sie!

Die eine Paleo-Ernährung, die gleichermaßen für alle geeignet ist, gibt es nicht. Was für den einen gut und richtig ist, muss es für den anderen noch lange nicht sein. Die Grundlagen der Paleo-Ernährung verstehen sich daher als gemeinsamer Ausgangspunkt von dem aus jeder seine eigene Reise antritt – ganz nach seinen persönlichen Bedürfnissen, seinem Beschwerdebild, individuellen Unverträglichkeiten sowie geschmacklichen Vorlieben. Loren Cordain sieht in der Paleo-Ernährung »keine reduktionistische Selbstkasteiung, sondern eine schmackhafte Ernährungsform mit evolutionären Wurzeln« (Die Paleo-Ernährung, Seite 19). Entscheidend ist letztendlich, was Ihnen guttut. Denn um Sie allein geht es!

Auch verzichtet Paleo auf konkrete Angaben, wie viel Eiweiß, Fett und Kohlenhydrate oder einzelne Lebensmittel Sie zu sich nehmen sollten[3] oder wie viele Mahlzeiten günstig sind. Vielmehr sind Sie dazu aufgefordert, verstärkt in sich hineinzuhorchen, ein Gespür dafür zu entwickeln, was Ihnen in welchen Mengen und zu welcher Zeit gut bekommt und entsprechend zu entscheiden, wie Sie Ihren Speiseplan gestalten. Es gilt die Devise: Essen, wenn man Hunger hat und bis man satt ist.

---

3   Die Tabellen mit Nährstoffangaben in diesem Ratgeber dienen lediglich einem besseren Verständnis und zur groben Einschätzung.

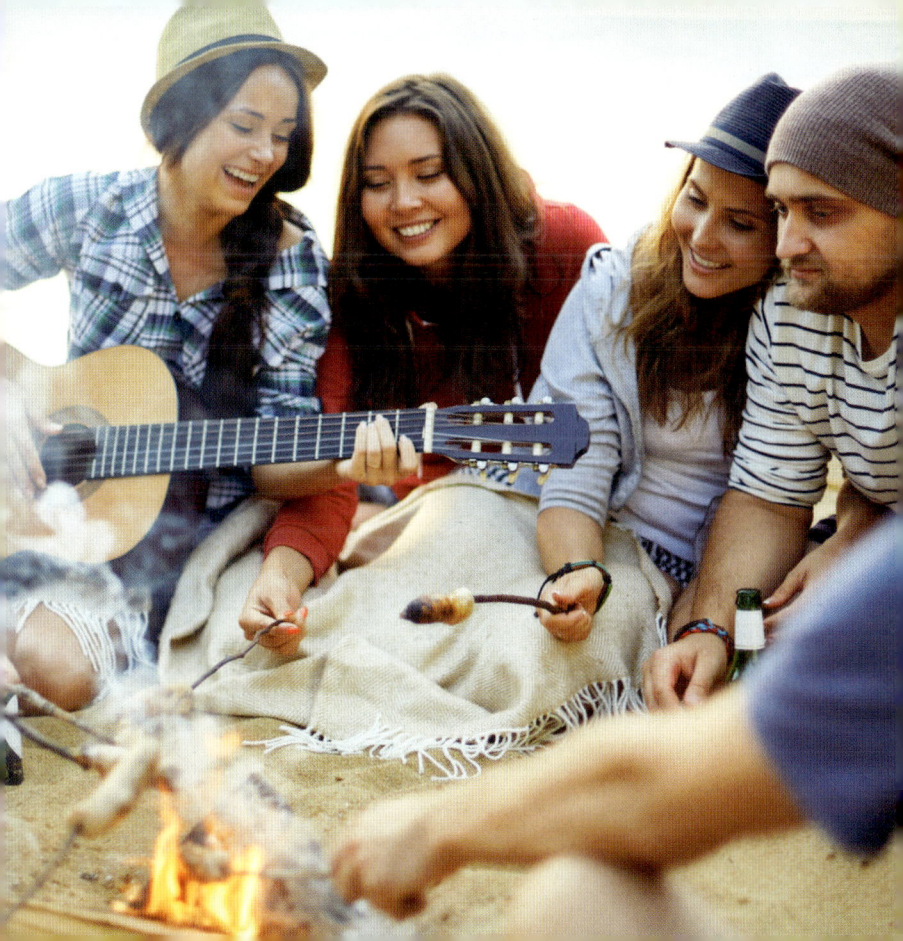

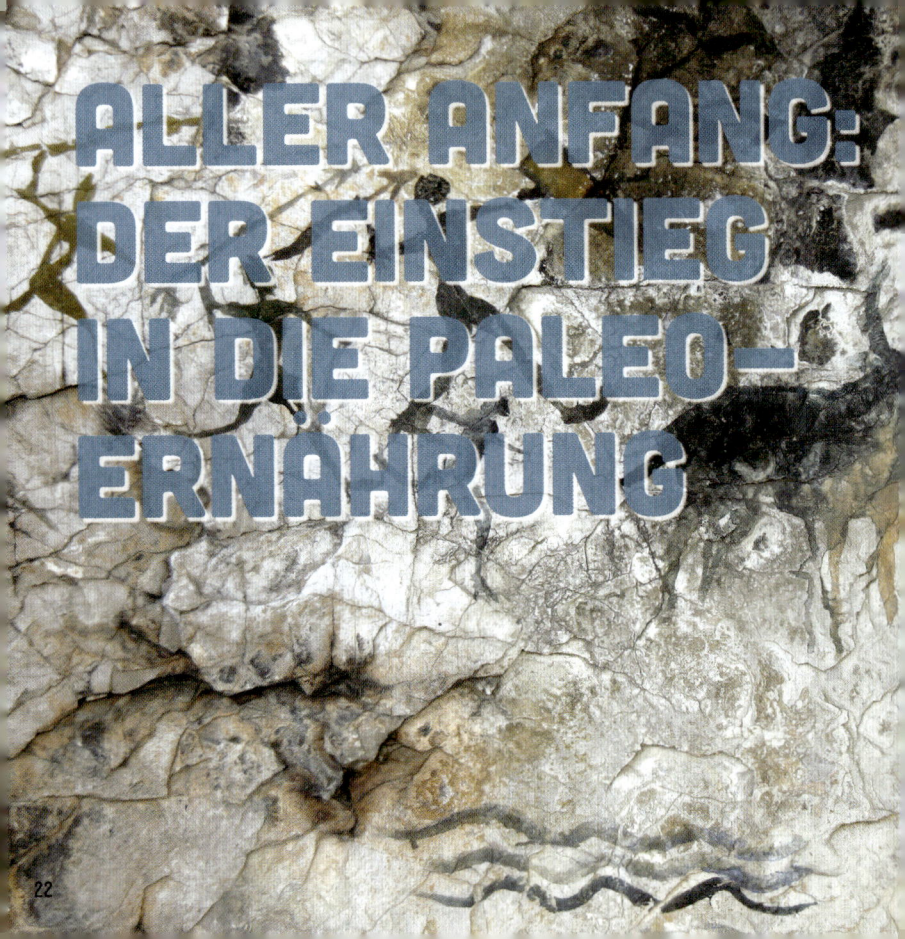

ALLER ANFANG: DER EINSTIEG IN DIE PALEO-ERNÄHRUNG

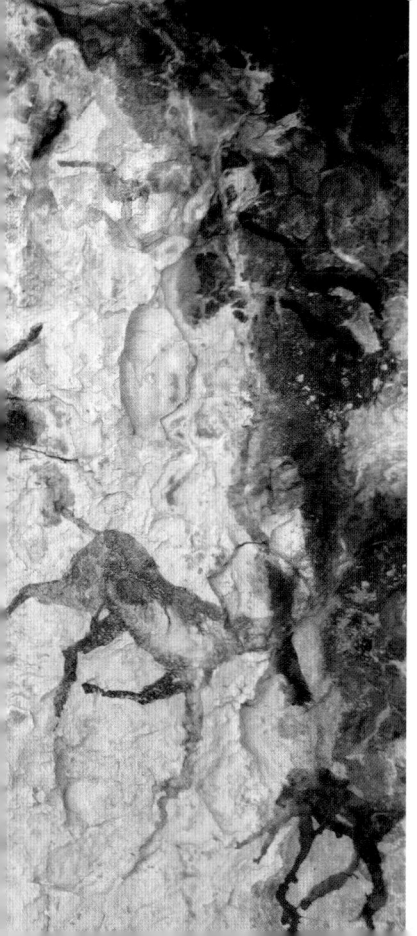

Vielfach wird für den Einstieg in die Paleo-Ernährung eine etwa 30-tägige Zeitspanne empfohlen, in der man sich strikt an die Grundlagen der Paleo-Ernährung halten, ausschließlich paleo-konforme Lebensmittel verwenden und keine Ausnahmen machen sollte – auch nicht bei Milchprodukten. Deren Verträglichkeit können Sie später individuell austesten (siehe nächstes Kapitel). Auch auf Alkohol sollten Sie zu Beginn verzichten. Es geht darum, sich auf »echte« Nahrungsmittel zu konzentrieren und zunächst einmal alles auszuschließen, was im Körper Irritationen auslösen könnte. Die Sofortumstellung bewirkt, dass sich rasch positive Effekte (siehe Seite 24) bemerkbar machen, birgt ab er auch die Gefahr, dass bei einem »Ausrutscher« das schlechte Gewissen nagt und möglicherweise gleich alles über den Haufen geworfen wird. Zudem muss man beim Kick-off-Start zu Beginn etwas mehr Zeit und Geld investieren.

Achtung: Paleo könnte Folgen haben!

- Sie könnten sich frischer, wacher, energiegeladener und leistungsfähiger fühlen.
- Sie könnten weniger oder gar keine Beschwerden mehr haben (z. B. Kopfschmerzen, Blähungen, Bauchschmerzen, Sodbrennen, Völlegefühl).
- Sie könnten deutlich weniger oder vielleicht sogar gar nicht mehr unter den Symptomen bestimmter Erkrankungen leiden.
- Sie könnten Ihren ständigen Heißhunger loswerden.
- Sie könnten Ihren Gürtel enger schnallen müssen.
- Sie könnten ein schöneres Hautbild bekommen.

Und darüber hinaus könnten Sie

- ganz neue Geschmackserfahrungen machen,
- entdecken, wie viel Spaß es macht, aus natürlichen Lebensmitteln genussvolle Mahlzeiten zu zaubern,
- besser schlafen
- und an Lebensfreude gewinnen.

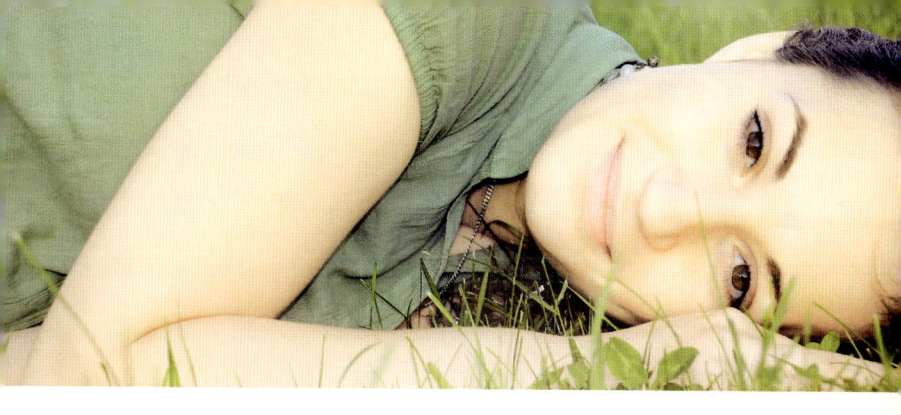

Natürlich ist auch ein sanfter(er) Einstieg möglich, bei dem Sie sich nach und nach von Lebensmitteln verabschieden, die nicht Bestandteil der Paleo-Ernährung sind.

So oder so … nutzen Sie die Einstiegsphase, um Paleo kennenzulernen, lieb gewonnene, aber für Ihre Gesundheit wenig förderliche Essgewohnheiten hinter sich zu lassen, um Ihrem Körper so eine Erholungspause zu gönnen, neue Gewohnheiten in den Alltag zu integrieren und zu verfestigen, wieder bewusster auf Ihre innere Stimme zu hören, zu genießen und um auszutesten, wie Ihnen die »artgerechte« Ernährung bekommt. Anschließend können Sie entscheiden, ob und in welcher Form es für Sie weitergeht. Für alle, die sich in der Anfangsphase gerne an konkreten Empfehlungen und Tagesplänen orientieren, gibt es verschiedene Begleitprogramme – auch online mit E-Mail-Support (kostenpflichtig). Unterstützung und Rat findet man auch (nicht nur zu Beginn) in Foren oder sozialen Netzwerken. Dort gibt es zahlreiche Gruppen, in denen Paleo-Anhänger ihre Erfahrungen austauschen.

Wie geht es nach der Einstiegsphase weiter?

Schön, wenn Sie die Frage, ob die Paleo-Ernährung das Richtige für Sie ist, mit Ja beantworten können. Und wie geht es nun weiter? Vielleicht können Sie gar nicht genug von den positiven Effekten bekommen und sind künftig sogar noch ein wenig konsequenter, indem Sie auf zusätzliche Lebensmittel (z. B. Nachtschattengewächse, Nüsse oder Eier – siehe dazu Seite 102 f.) verzichten, um auszutesten, ob sich weitere Verbesserungen erzielen lassen.

Vielleicht entscheiden Sie sich aber auch dafür, einzelne Nahrungsmittelgruppen nach der Einstiegsphase auf ihre Verträglichkeit hin zu überprüfen. Achtung: Das gilt nicht für Lebensmittel, bei denen bereits eine Unverträglichkeit oder Allergie bekannt ist, sondern für solche, bei denen Sie nicht wissen, ob und inwieweit sie Ihren Körper irritieren. Das können Sie herausfinden, indem Sie beispielsweise in gewissen Abständen einzelne Lebensmittel (z. B. Rohmilchkäse) einführen und beobachten, wie Ihr Körper darauf reagiert. Er wird Ihnen sagen, was Ihnen guttut und was nicht. Entsprechend sieht Ihre künftige Lebensmittelpalette aus.

Vom Verzehr glutenhaltiger Getreidesorten wird grundsätzlich abgeraten. Und auch wenn Sie einige der anderen modernen Lebensmittel vermeintlich gut vertragen, sollten Sie bei kleinen Mengen bleiben und die Grundgedanken der gengerechten Ernährung nicht aus den Augen verlieren.

Ganz oder gar nicht?

100 Prozent Paleo müssen nicht sein, darin sind sich die Experten einig. Niemand ist vollkommen und die Option auf gelegentliche Ausnahmen mindert für viele den – häufig selbst auferlegten – Druck, perfekt sein zu müssen, weil man es ansonsten ja auch gleich bleiben lassen könnte. Es gibt immer wieder Situationen, in denen 100 Prozent Paleo schlichtweg nicht machbar ist. Und schließlich ist Essen nicht nur eine bloße Aufnahme von Nährstoffen, sondern hat auch mit sozialer Zugehörigkeit zu tun. Extrawünsche stoßen bei anderen nicht immer auf Verständnis.

> »Vereinzelte Selbsttäuschung ist durchaus erlaubt, damit Sie nachhaltig am Ball bleiben. Kleine Abweichungen vom großen Plan beeinflussen die Gewichtsreduktion und die positiven Effekte dieser Ernährung in keinster Weise.« (Die Paleo-Ernährung, Seite 108)

Und so folgen viele Paleo-Anwender der 85–15-Regel (85 Prozent Paleo, 15 Prozent »normale« Ernährung) von Loren Cordain, der noch etwas flexibleren 80–20-Regel von Mark Sisson (Primal Health-Konzept) oder gönnen sich hin und wieder ein sogenanntes Cheat-Meal oder einen Cheat-Day (aus dem Englischen: to cheat = mogeln, schummeln), bei dem einzelne Lebensmittel oder Gerichte gegessen werden, die nicht auf dem Paleo-Speiseplan stehen. Ausnahmen können sein, müssen aber nicht. Und so manch einer kommt nach einer Cheat-Mahlzeit eh ins Grübeln. Lohnt es sich wirklich, sich für eine Pizza und ein Glas Bier oder für zwei Schokocroissants einen oder mehrere Tage lang mit Blähungen, Übelkeit und Kopfschmerzen herumzuschlagen? Die Frage können vermutlich nur Sie selbst beantworten.

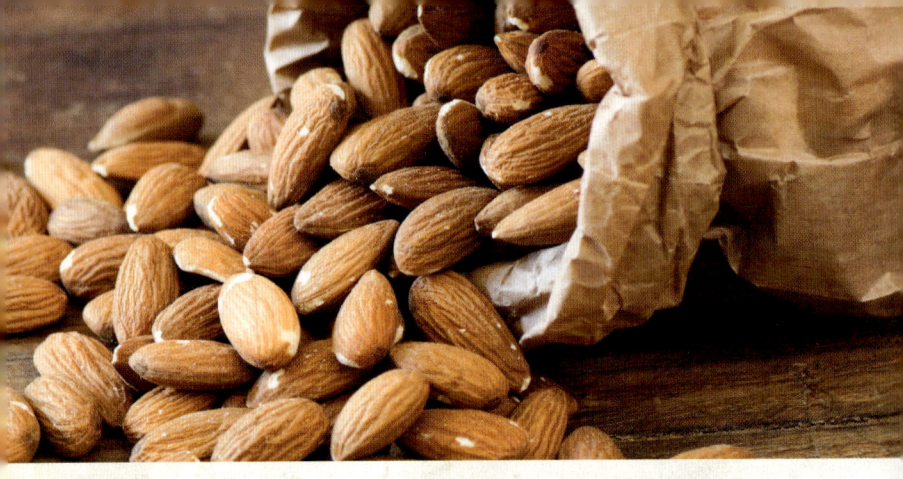

Fett, Eiweiß und Kohlenhydrate – ein kurzer Blick auf unsere Hauptnährstoffe

Sicher sind Sie jetzt schon neugierig auf die Details der Paleo-Ernährung. Vorher gibt es – zum besseren Verständnis – aber noch eine kleine Prise Theorie.

Jahrzehntelang wurde unsere Angst vor **Fett** geschürt. Insbesondere vor gesättigten Fetten (vornehmlich tierischen Ursprungs) wurde eindringlich gewarnt, galten sie doch lange Zeit als zentraler Risikofaktor für Herz-Kreislauf-Erkrankungen. Und auch für die dramatische Zunahme des Übergewichts wurden Fette verantwortlich gemacht. Sie liefern schließlich mehr als doppelt so viel Energie wie die anderen beiden Hauptnährstoffe Eiweiß und Kohlenhydrate. Inzwischen sind die Fette in mehrfacher Hinsicht rehabilitiert. Es gilt als wissenschaftlich erwiesen, dass gesättigte Fette keinen Einfluss auf Herz-Kreislauf-Erkrankungen haben. Und auch in puncto Gewicht sind Fette äußerst nützlich: Sie tragen maßgeblich zur Sättigung bei und schützen gemeinsam mit Eiweiß und einer reduzierten Kohlenhydratzufuhr davor, als Folge von Heißhungerattacken übermäßig viele Kalorien in sich hineinzuschaufeln.

Fett ist der Energielieferant schlechthin, was indirekt für eine optimale Versorgung des Gehirns von großer Bedeutung ist. Außerdem sorgen ungesättigte Fettsäuren im Gehirn für eine gute Kommunikation und unterstützen die Sauerstoffversorgung der Gehirnzellen. Fette sind zudem Baustoffe unserer Zellen, werden für die Bildung von Gewebshormonen benötigt und fungieren als Lösungsmittel für fettlösliche Vitamine. Und sie tun vor allem eines: Sie schmecken gut! Hauptquellen für tierische Fette sind das Fleisch von Tieren aus Weidehaltung, Fisch aus nachhaltigem Wildfang oder nachhaltiger Zucht sowie Rinderfett, Talg und Schmalz. Von pflanzlicher Seite liefern Nüsse, Samen und Avocados gute Fette. Abwechslung und Vielfalt bei der Auswahl der Fettquellen sichern eine optimale Fettversorgung.

»Wir brauchen sie alle: gesättigte und ungesättigte, Omega-3- und Omega-6-Fettsäuren. Die richtige Mischung macht's!« (Fett-Guide, Seite 17)

Was wir nicht brauchen, sind dagegen Transfettsäuren, die bei der industriellen Fetthärtung entstehen und als gesundheitsschädlich gelten. Sie kommen überwiegend in Fast Food, Fertiggerichten, industriell hergestellten Backwaren, Tütensuppen oder Knabberartikeln vor. Da dies alles nicht auf dem Paleo-Speiseplan zu finden ist, müssen Sie sich diesbezüglich allerdings keine Sorgen machen.

Omega-3- und Omega-6-Fettsäuren

Die langkettigen, hoch ungesättigten Omega-3- und Omega-6-Fettsäuren sind lebensnotwendig. Als Bestandteile der Zellhüllen sorgen sie vor allem in Gehirn- und Nervenzellen sowie Blutgefäßen für Flexibilität und Bewegung. Auch bilden sie die Grundlage für hormonähnliche Substanzen, die u. a. die Blutgerinnung, den Blutdruck, die entzündlichen Reaktionen oder die Immunabwehr steuern. Hinzu kommt die maßgebliche Beteiligung an der Entwicklung des Gehirns, seiner Funktionen und seiner Leistungen.

Omega-3- und Omega-6-Fettsäuren mit ihren unterschiedlichen Eigenschaften funktionieren in einem harmonischen Wechselspiel – solange das Gleichgewicht stimmt. Das wünschenswerte Verhältnis (Omega-6 : Omega-3) liegt bei 1 : 1 bis 3 : 1. Etwa in diesem Bereich dürfte es bei unseren steinzeitlichen Vorfahren gelegen haben. Durch moderne Essgewohnheiten beträgt es heutzutage jedoch eher 10 : 1 bis 20 : 1. Langfristige bis dauerhafte Abweichungen vom Gleichgewicht führen zu Störungen im Stoffwechsel, z. B. zu chronischen Entzündungsprozessen.

Als wichtigster Lieferant für Omega-3-Fettsäuren gilt fetter Seefisch. Aber auch Wild und Fleisch von artgerecht gehaltenen Tieren leisten einen wichtigen Beitrag zur Versorgung. Diese kann durch pflanzliche Omega-3-Fettsäurequellen wie Leinöl, Walnüsse oder grüne Gemüsesorten (z. B. Portulak, Rosenkohl, Spinat) ergänzt werden, auch wenn die Ausbeute für den menschlichen Organismus aus diesen Quellen vergleichsweise gering ist.

Auch **Eiweiß** ist für unseren Körper unverzichtbar. Von den insgesamt 20 Eiweiß-bausteinen (Aminosäuren) müssen neun zwingend mit der Nahrung aufgenommen werden, weil der Körper sie nicht selbst herstellen kann (essenzielle Aminosäuren). Aus allen Aminosäuren werden in unserem Organismus geschätzte 50.000 Proteine hergestellt – mit vielfältigen Funktionen in allen Körperbereichen. Sie sind Grundsubstanz unserer Zellen, Muskeln, Knochen und Bindegewebe und werden für die Bildung von Hormonen und Enzymen benötigt. Für den Umbau und die Erneuerung von Körperstrukturen wird Eiweiß ebenso gebraucht wie für reibungslose Stoffwechselabläufe oder die Immunabwehr. Als Energielieferanten spielen Proteine eine untergeordnete Rolle, wenngleich der Körper bei Nahrungsmangel in der Lage ist, daraus Glukose herzustellen (Glukoneogenese). Die Ausbeute ist jedoch vergleichsweise mager.

Im Allgemeinen gilt eine Zufuhr von 0,8 Gramm Eiweiß pro Kilogramm Körpergewicht als bedarfsdeckend. Eine höhere Eiweißzufuhr ist besonders für folgende Personengruppen empfehlenswert:

- **Senioren:** Erhalt von Muskelmasse (Ausnahme: eingeschränkte Nierenfunktion)

- **kranke Menschen:** erhöhter Eiweißbedarf für die Immunabwehr, Verhinderung des Abbaus von Muskelmasse zur Deckung des erhöhten Bedarfs

- **alle, die Gewicht reduzieren wolle:** Erhalt von Muskelmasse, gute und nachhaltige Sättigung, erhöhter Kalorienverbrauch bei der Verdauung von Eiweiß, Förderung des Fettabbaus

- **sportlich aktive Menschen:** Verhinderung von Muskelabbau zur Energiebereitstellung, erhöhter Eiweißbedarf für Reparatur- und Erneuerungsprozesse

Ein erhöhter Eiweißverzehr wirkt sich u. a. auch günstig auf Blutzucker- und Insulinspiegel sowie auf den Blutdruck aus.

Die Paleo-Ernährung steht für eine erhöhte Proteinaufnahme. Bislang gibt es keinen wissenschaftlichen Nachweis dafür, dass ein erhöhter Eiweißverzehr gesunde Nieren schädigt. Bis zu 200 Gramm Eiweiß täglich gelten für gesunde Menschen als unbedenklich. Um diese Menge tatsächlich zu erreichen, müssten Sie allerdings beispielsweise ein Kilogramm Fleisch pro Tag verputzen, was wohl bei den wenigsten der Fall sein dürfte.

Bei eingeschränkter Nierenfunktion sollte sich die tägliche Eiweißzufuhr an den Empfehlungen zur Bedarfsdeckung orientieren. Eine Übersäuerung durch eine erhöhte Proteinzufuhr ist bei einer entsprechend basenreichen Kost (reichlich Gemüse und Obst) nicht zu befürchten.

Nicht nur die Menge, sondern auch die Zusammensetzung des Nahrungseiweißes und dessen Verwertbarkeit (Aufbau von Körperproteinen aus Nahrungsprotein) ist von Bedeutung. Eine abwechslungsreiche Kost mit tierischen und pflanzlichen Eiweißquellen versorgt uns mit allen essenziellen Aminosäuren. Eiweißlieferanten tierischen Ursprungs haben jedoch die Nase vorn, da das Aminosäuremuster von Rind, Schwein, Fisch und Eiern dem des menschlichen Organismus am nächsten kommt und somit am gewinnbringendsten verwertet werden kann. Damit sind auch schon die Haupteiweißquellen der Paleo-Ernährung genannt. Auf pflanzlicher Seite leisten Nüsse und Samen sowie auch einige Gemüsearten einen Beitrag zur Eiweißversorgung.

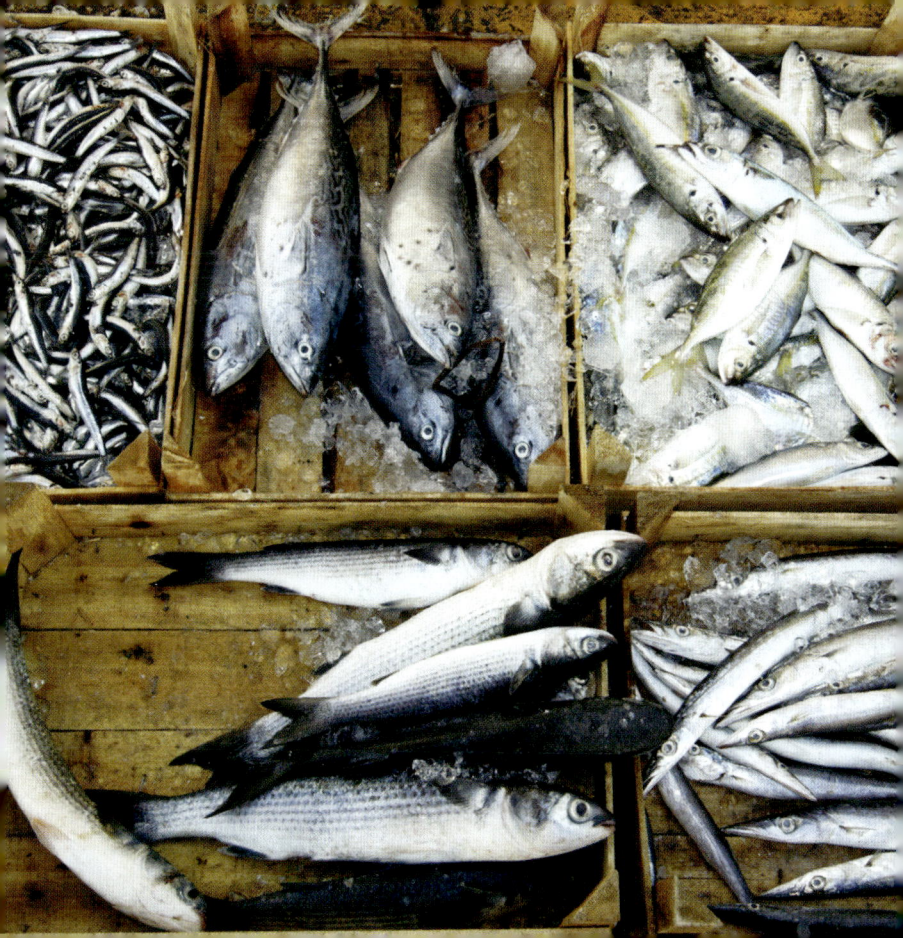

Bleibt zu guter Letzt der Blick auf die **Kohlenhydrate**, den letzten der drei Makronährstoffe. Nach wie vor gelten Kohlenhydrate für viele als Grundlage unserer Ernährung, weswegen ein reichlicher Verzehr – insbesondere von Getreideprodukten – empfohlen wird. Dabei sind die weitreichenden Konsequenzen einer kohlenhydratreichen Ernährung längst bekannt: Übergewicht, Insulinresistenz, Typ-2-Diabetes, Bluthochdruck, Fettstoffwechselstörungen, Fettleber, chronische Entzündungen …

Dreh- und Angelpunkt im Stoffwechsel ist das Hormon Insulin. Es sorgt vor allem dafür, dass die in Glukose umgewandelten Kohlenhydrate aus der Nahrung in die Zellen gelangen können und dort zur schnellen Energieversorgung bereitstehen. Allerdings bleibt eine stetige Kohlenhydratüberdosis nicht lange ohne Folgen.

- Kohlenhydratreiche Mahlzeiten aus zucker- und stärkereichen Nahrungsmitteln lassen den Blutzucker in die Höhe schnellen und lösen eine entsprechende Insulinausschüttung aus.

- Anschließend sinkt der Blutzuckerspiegel häufig unter das Ausgangsniveau, was Heißhunger auf weitere Kohlenhydrate auslöst, deren Verzehr die Insulinproduktion erneut in Gang setzt.

- Bei einem ständigen Bombardement mit Insulin reagieren die Zellen zunehmend weniger auf das Insulinsignal (Insulinresistenz). Damit der Zucker nicht im Blut verbleibt, wird noch mehr Insulin produziert.

- Dauerhaft erhöhte Insulinspiegel (Hyperinsulinämie) gelten als Auslöser für zahlreiche Erkrankungen.

- Irgendwann ist die Bauchspeicheldrüse mit der Insulinproduktion überfordert und stellt ihren Betrieb nach und nach ein.

Hinzu kommt, dass bei vollen Zuckerspeichern überschüssige Kohlenhydrate, die nicht durch Bewegung verbraucht werden, in Fett umgewandelt und deponiert werden. Bei einer ständigen Verfügbarkeit von Kohlenhydraten als schnelle und unkomplizierte Energielieferanten geraten Fette aus Nahrung und körpereigenen Depots als Energielieferanten außerdem schnell ins Hintertreffen. Stabile Blutzucker- und Insulinspiegel spielen also im Rahmen einer gesunden Ernährung eine maßgebliche Rolle. Das setzt – ausgehend von einer üblichen kohlenhydratreichen Ernährung – eine Reduzierung der Kohlenhydratmenge und die Wahl der richtigen Kohlenhydrate voraus. Wenn Kohlenhydrate, wie im Falle von Gemüse und Obst, mit einer ballaststoffreichen Verpackung kombiniert sind, bleiben die nachfolgenden Blutzuckeranstiege moderat und damit auch der Insulinspiegel niedrig. Wer seinen Kohlenhydratbedarf mit Gemüse und Obst deckt, läuft kaum Gefahr, seinen Körper über Gebühr mit Kohlenhydraten zu belasten und Stoffwechselentgleisungen zu provozieren.

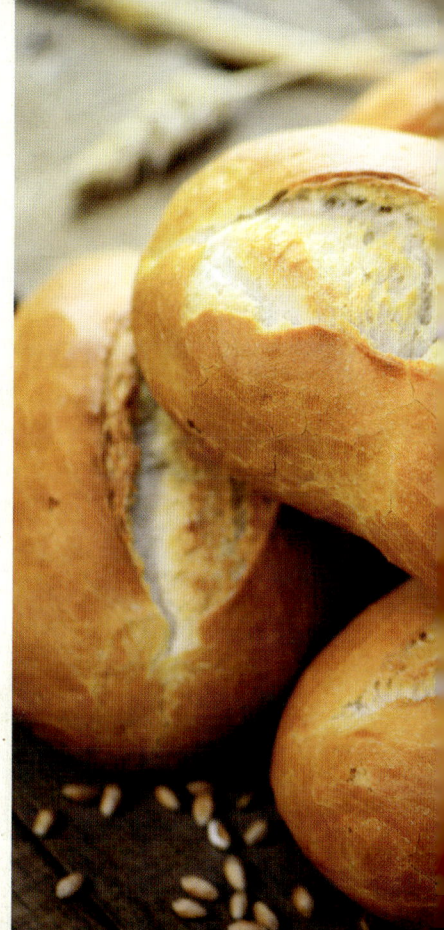

Fruchtzucker – klingt erst einmal gesund

Fruchtzucker (Fruktose) wird in der Leber insulinunabhängig verstoffwechselt und hat somit keinen nennenswerten Einfluss auf den Blutzuckerspiegel. Das klingt erst einmal recht gut. Doch die Sache hat auch eine Kehrseite: Fruchtzucker gilt als appetitanregend. Zudem fällt in Abwesenheit von Insulin das übliche Sättigungssignal aus. Das verleitet dazu, überflüssige Kalorien aufzunehmen und fördert die Gewichtszunahme. Bei einem hohen Fruchtzuckerverzehr wird der Zuckerbaustein in der Leber bevorzugt in Fett umgewandelt. Eine nicht alkoholbedingte Fettleber und Fettstoffwechselstörungen gehören zu den langfristigen Auswirkungen. Auch erhöht Fruktose nachweislich das Risiko für Insulinresistenz und Gicht. Mehr als ein Drittel der Bevölkerung leidet zudem an einer Fruktose-Aufnahmestörung (Fruktose-Malabsorption), die zu erheblichen Magen- und Darmbeschwerden führen kann.

Als problematisch gilt vor allem der übermäßige Einsatz von Fruktose in der Lebensmittelindustrie, wo sie als billiges Süßungsmittel und Geschmacksverstärker in konzentrierter Form in unzähligen Produkten verwendet wird. Stichwort: Fruktose-(Glukose-)Sirup. Da industriell verarbeitete Lebensmittel nicht auf den Paleo-Speiseplan gehören (siehe Seite 71), reduziert sich der Fruchtzuckerverzehr auf diese Weise bereits erheblich. Allerdings wird auch beim Obst zu einem moderaten Konsum geraten, um eine zu hohe Fruktoseaufnahme und negative Effekte zu vermeiden.

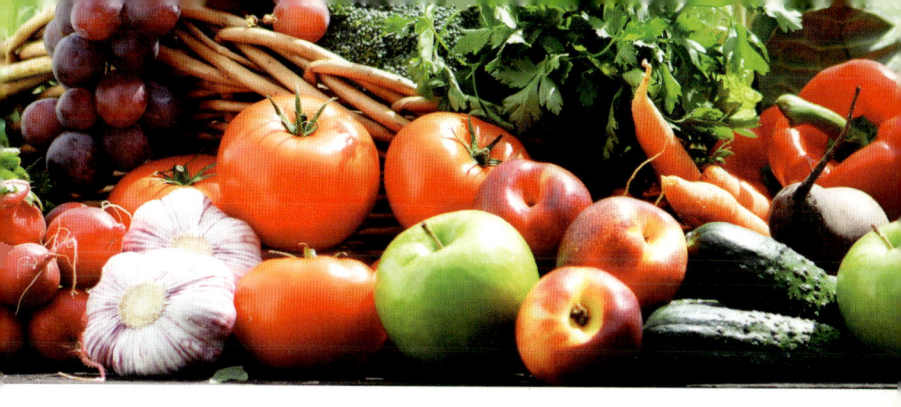

Vitamine, Mineralstoffe, Spurenelemente und sekundäre Pflanzenstoffe

Wenn von nährstoffreichen Lebensmitteln die Rede ist, sind neben den bereits beschriebenen Hauptnährstoffen immer auch die Mikronährstoffe (Vitamine, Mineralien, Spurenelemente, sekundäre Pflanzenstoffe) gemeint. Sie leisten einen wesentlichen Beitrag zu unserer Gesunderhaltung. Trotz Verzicht auf Getreide, Hülsenfrüchte und Milchprodukte, die gemeinhin als wichtige Nährstofflieferanten gelten, ist die bedarfsgerechte Versorgung mit Nährstoffen bei der Paleo-Ernährung gewährleistet. »In Bezug auf wichtige essenzielle und semiessenzielle Nährstoffe übertrifft die Paleo-Ernährung«, laut Loren Cordain, »sogar bei Weitem die heutigen auf Getreide- und Milchprodukten basierenden Empfehlungen zum Schutz vor Herzerkrankungen und Krebs.« (Die Paleo-Ernährung, Seite 41)

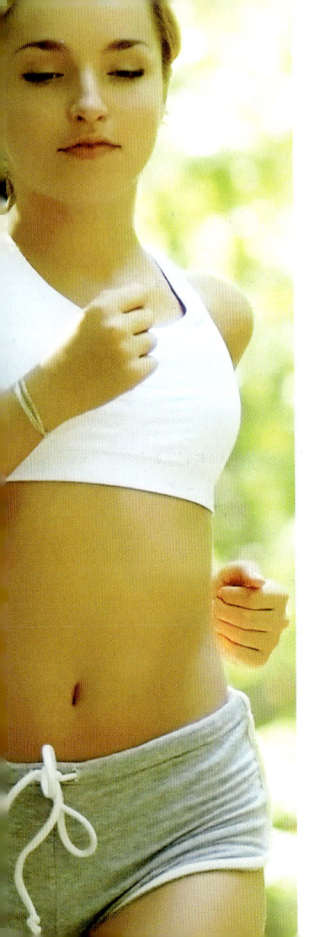

Ihr Körper wird Paleo lieben!

Die Paleo-Nahrung beinhaltet das, an was der Mensch aufgrund seiner genetischen Voraussetzungen seit Jahrtausenden bestens angepasst ist – natürliche, hochwertige, nährstoffreiche Lebensmittel, die schon bei unseren Vorfahren üblich waren und die uns leistungsfähig, fit und gesund halten: Gemüse, Obst, Fleisch, Fisch, Eier, Nüsse und Samen und die natürliche Süße aus Honig.

»Körperliche Gesundheit setzt voraus, dass die genetischen Anlagen eines Organismus und seine Umwelt zusammenpassen.« (Der Darwin-Code, Seite 28)

Gemieden werden dagegen neuzeitliche, meist hoch verarbeitete Lebensmittel mit geringem Nährstoffgehalt, die es im längsten Zeitraum unserer Entwicklungsgeschichte, der Altsteinzeit, nicht gab und die unserer Gesundheit in vielerlei Hinsicht schaden können. Wie das im Detail aussieht, erfahren Sie auf den folgenden Seiten.

Hier sagt Paleo Ja!

Das Beste kommt zuerst – und das ist eine ganze Menge. Die Auswahl an Paleo-Lebensmitteln ist groß und Sie werden die ungesunden Klassiker der üblichen Ernährungsweise vermutlich gar nicht vermissen. Seien Sie mutig beim Ausprobieren und Experimentieren und sorgen Sie für Abwechslung und Vielfalt auf dem Teller! Dann sind Sie bestens mit allem versorgt, was Sie brauchen. Ihr Körper wird Paleo lieben und es Ihnen mit Energie, Leistungsfähigkeit, Wohlbefinden und Gesundheit danken.

Gemüse

Seit dem Beginn von Ackerbau und Viehzucht vor etwa 10.000 Jahren wird unsere Ernährung zunehmend von Getreide- und Milchprodukten dominiert. Später kamen Pflanzenöle und Zucker hinzu. Parallel dazu gerieten Gemüse[4], Kräuter und Obst mehr und mehr ins Hintertreffen. Die Paleo-Ernährung rückt Gemüse wieder dahin, wo es hingehört: in den Mittelpunkt. Gemüse liefert uns eine Fülle an Vitaminen, Mineralstoffen und sekundären Pflanzenstoffen, mit vielfältigen positiven Effekten für die Gesundheit. In Gemüse (und Obst!) findet sich die größte natürliche Konzentration an Antioxidantien, die unsere Zellen auf natürliche Weise schützen und Krankheiten vorbeugen. Je bunter die Auswahl ist, umso mehr dieser wertvollen Mikronährstoffe macht man sich zunutze. Gemüse gehört – zusammen mit Obst – zu unseren wichtigsten Ballaststofflieferanten (siehe Tabelle Seite 43).

---

4   Der Begriff Gemüse schließt auch Salate und Pilze ein.

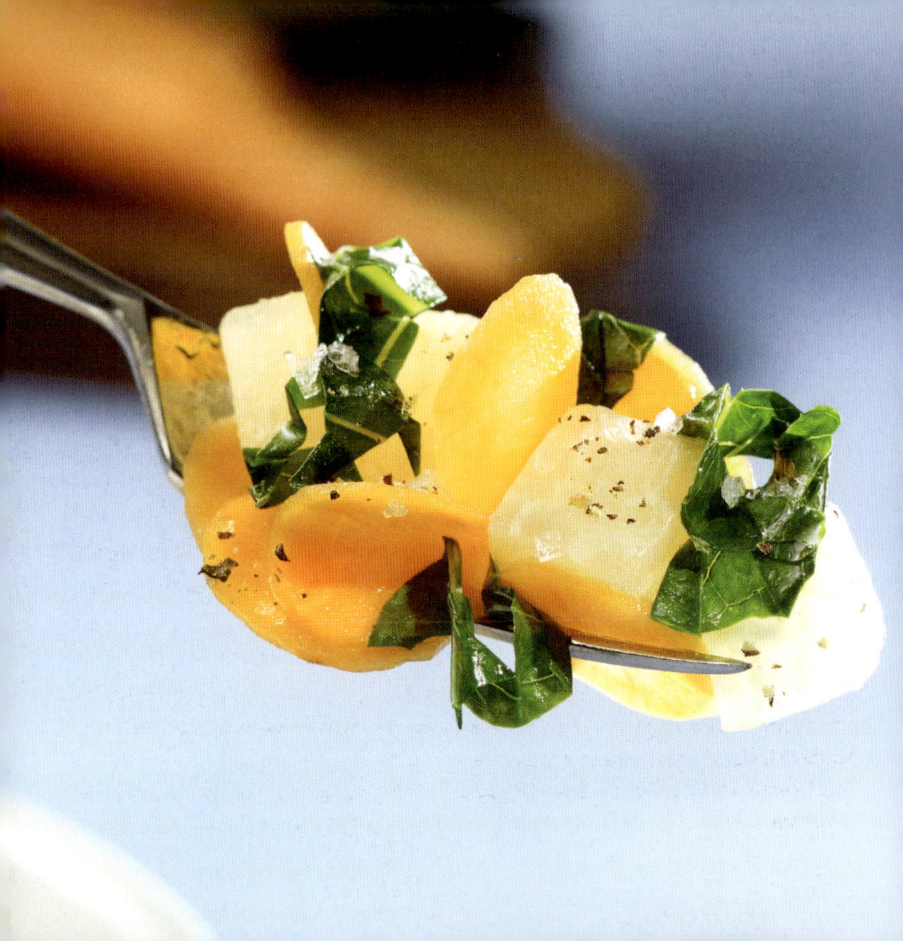

Wer Gemüse statt Getreideprodukte zum Hauptakteur auf dem Teller macht (und das sollten Sie auf jeden Fall tun!), reduziert maßgeblich seine Kohlenhydratzufuhr und sorgt für stabile Blutzucker- und Insulinspiegel. Selbst wenn stärkereichere Gemüsearten wie Pastinaken, Petersilienwurzeln oder Süßkartoffeln auf dem Speiseplan stehen, laufen die Kohlenhydratmengen – anders als bei zucker- und stärkereichen Industrielebensmitteln – nicht gleich aus dem Ruder. Wer abnehmen möchte, sollte allerdings etwas sparsamer damit sein oder möglicherweise sogar ganz darauf verzichten.

Mehr als Karotten und Blumenkohl

»Von geschätzten 350.000 Pflanzenarten sind etwa 80.000 essbar, aber es werden nur 150 aktiv kultiviert – und gerade mal 30 Pflanzenarten machen 95 Prozent der Ernährung der Weltbevölkerung aus.« (Paläo-Power, Seite 251)

Oftmals haben wir aus purer Gewohnheit ein Standardrepertoire, auch wenn »alte« Gemüsearten wie Pastinaken, Steckrüben, Schwarzwurzeln, Wurzelpetersilie oder Rote Bete eine Renaissance in heimischen Küchen erleben.

Insgesamt ist die Gemüsepalette weitaus bunter, als das, was im Regelfall in unseren Einkaufskörben landet. Nutzen Sie die Vielfalt und bereichern Sie Ihren Speiseplan immer wieder mit Ihnen unbekannten Arten und sorgen Sie so für Abwechslung und neue Geschmackserlebnisse. Eine Auflistung zahlreicher Gemüsearten finden Sie auf Seite 86. Sie können die Liste natürlich jederzeit gerne erweitern.

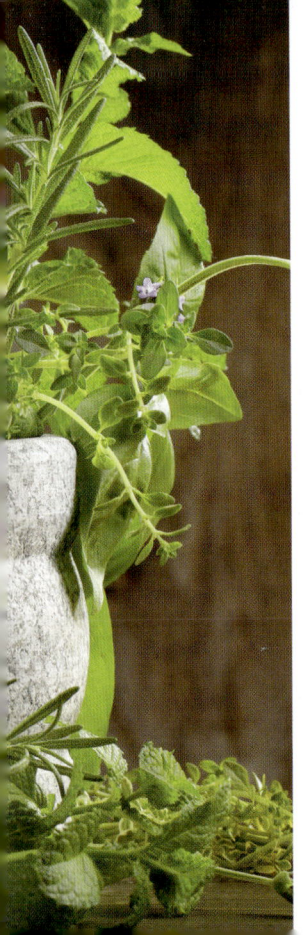

Wildkräuter

Für Abwechslung und Vielfalt sorgen auch zahlreiche Wildkräuter, die viele von uns heute gar nicht mehr kennen. Dabei haben sie im Vergleich zu Züchtungen ein bis zu zehnfach größeres Nährstoffpotenzial.

Wie wäre es mit selber sammeln? Das kostet nichts – außer ein wenig Zeit, die aber sinnvollerweise in der freien Natur verbracht wird. Laut Sabine Paul sind vor allem Bärlauch, Breitwegerich, Brennnessel, Gänseblümchen, Giersch, Löwenzahn, Wiesenklee und Spitzwegerich gut zu erkennen und eignen sich bestens als Gemüsebeilage, für Salate, Suppen und Smoothies. Wer unsicher ist, kann sich in speziellen Seminaren kundig machen. Meiden Sie beim Sammeln Wiesen oder Felder in der Nähe stark befahrener Straßen oder von Industriegeländen. Auch gedüngte Flächen sind kein geeigneter Sammelplatz. Alternativ können Sie sich zu Hause einen kleinen Wildkräutergarten anlegen. Mögliche Bezugsquellen sind Markthallen, Bio-Läden oder Internetanbieter.[5]

---

5 Beispielhafte Bezugsquellen finden Sie im Anhang auf Seite 116.

Ballaststoffgehalt von Gemüse, Pilzen, Früchten und Nüssen

Gemüse pro Portion (250 g)	Ballaststoffgehalt
Schwarzwurzeln	45,7 g
Rosenkohl	11,0 g
Grünkohl, Sellerie	10,5 g
Petersilienwurzel	10,0 g
Gemüsepaprika, rot	9,0 g
Brokkoli	7,5 g
Pilze pro Portion (100 g)	
Steinpilze	6,0 g
Austernpilze	5,9 g
Obst pro Portion (100 g)	
Datteln	8,7 g
schwarze Johannisbeeren	6,8 g
Quitten	5,9 g
Heidelbeeren	4,9 g
Nüsse pro Portion (50 g)	
Mandeln	6,8 g
Pekannuss	4,3 g
Haselnuss	4,1 g
Walnuss	3,2 g

Quelle: www.debinet.de, Angaben z. T. gerundet

Im Vergleich dazu liefert ein Vollkornbrötchen (50 g) 3,3 g Ballaststoffe und eine Scheibe Mehrkornbrot (50 g) 3,8 g Ballaststoffe.

Obst

Was Sie über Gemüse gelesen haben, trifft weitestgehend auch auf Obst bzw. Früchte zu. Sie sind wichtige Lieferanten für Mikronährstoffe und Ballaststoffe. Insbesondere Beeren besitzen hier ein großes Potenzial. Der wesentliche Unterschied zu Gemüse besteht darin, dass die verschiedenen Obstsorten einen höheren Kohlenhydratanteil haben, wovon durchschnittlich die Hälfte Fruktose ist. Beeren, Grapefruit, Papaya und Melonen gehören zu den Vertretern mit geringem Kohlenhydratgehalt. Ananas, Bananen, Datteln oder Weintrauben schlagen mit deutlich mehr Zucker zu Buche.

Insgesamt wird dazu geraten, den Verzehr von Obst im Rahmen zu halten. Das gilt besonders dann, wenn eine Gewichtsreduktion erwünscht ist oder der übermäßige Verzehr von Fruktose Beschwerden auslöst (siehe Seite 36 und Seite 104). Wer gesund und aktiv ist, kann jedoch auch hier zulangen. Achtung bei Trockenfrüchten: Hier liegt der Zucker in konzentrierter Form vor. Halten Sie daher ein wenig Maß.

Übrigens: Neben den bekannten Obstsorten, dürfen Sie ruhig auch wilden Früchtchen wie Apfelbeere (Aronia), Moosbeere (Cranberry), Holunder oder Sanddorn eine Chance geben. Sie haben zur Reifezeit einen intensiven Geschmack und punkten gegenüber herkömmlichen Obstsorten mit einem deutlich höheren Nährstoffgehalt. Bevor jedoch ungenießbare oder giftige Früchte oder Beeren im Sammelkorb landen, sollten Sie sich anfangs lieber gemeinsam mit einem Fachmann auf die Suche machen.

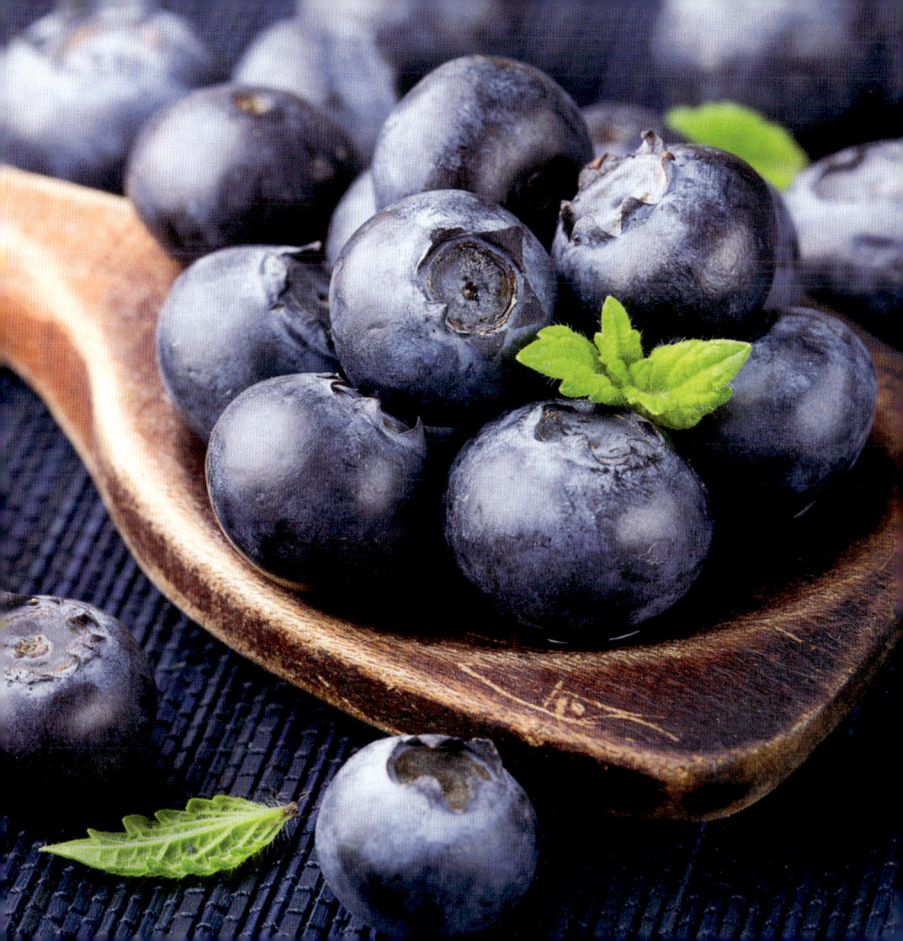

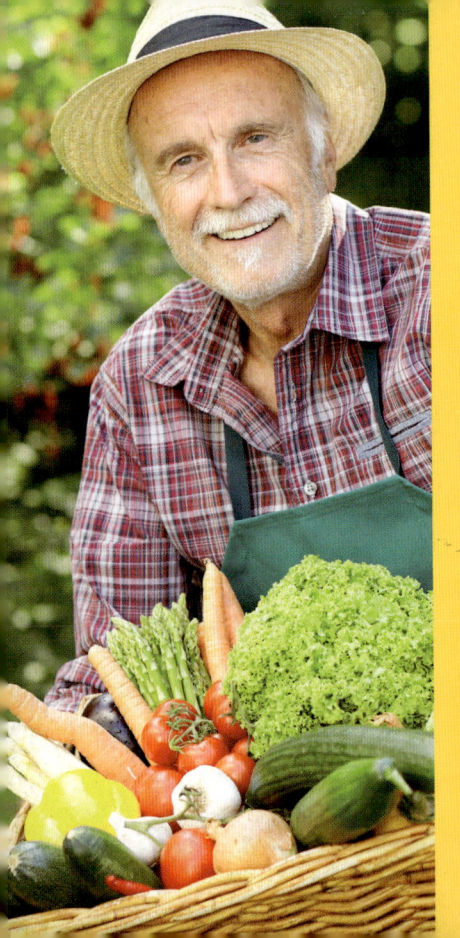

Muss es immer »Bio« sein?

Gemüse und Obst kann durchaus aus konventionellem Anbau stammen. Das ist etwas günstiger. Bei einigen Sorten sollten Sie allerdings unbedingt auf Bio-Qualität achten – nämlich dann, wenn Sie das Obst oder Gemüse nicht schälen oder schrubben können, um Pestiziden & Co. den Garaus zu machen. Beim Gemüse sind das Gemüsepaprika, Blattgemüse, Salat, Sellerie und Spinat. Bei Obst sollten Äpfel, Beeren, Birnen, Kirschen, Nektarinen, Pflaumen und Weintrauben aus biologischem Anbau stammen.

Regionale und somit saisonale Ware bevorzugen!

Gemüse und Obst aus der Region kommen ohne Umwege erntefrisch in den Handel, haben einen guten Eigengeschmack und liefern eine Fülle sekundärer Pflanzenstoffe, da diese sich erst kurz vor der Reife ausbilden. Mit regionalen Produkten schonen Sie außerdem Ihren Geldbeutel und die Umwelt. Das schließt nicht aus, den Speiseplan gelegentlich durch Exoten zu erweitern. Auf den nachfolgenden Seiten finden Sie einen Saisonkalender für regionales Gemüse und Obst.

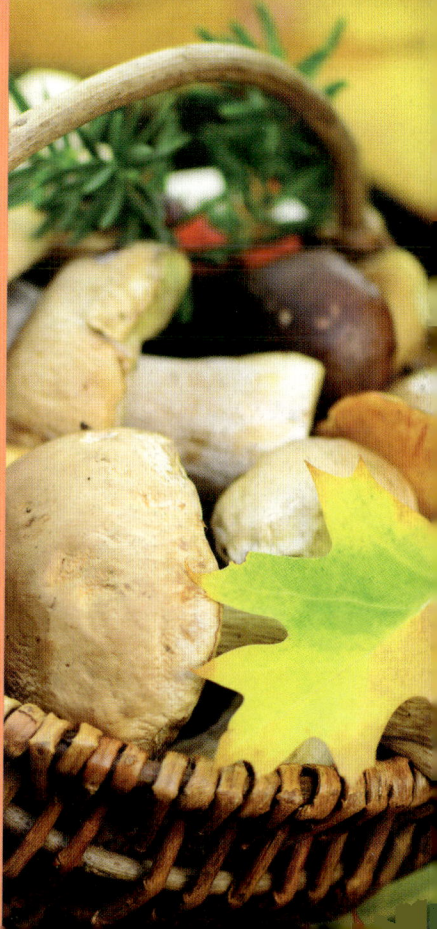

Saisonkalender für Obst und Gemüse aus heimischem Anbau

Legende: ● = Saison (frisch) · ◉ = Lagerware · ○ = keine Saison

Gemüse	Januar	Februar	März	April	Mai	Juni	Juli	August	September	Oktober	November	Dezember
Aubergine*	○	○	○	○	○	○	●	●	●	●	○	○
Blumenkohl	○	○	○	○	●	●	●	●	●	●	○	○
Bohnen, grüne	○	○	○	○	○	○	●	●	●	●	○	○
Brokkoli	○	○	○	○	○	●	●	●	●	●	○	○
Champignons	●	●	●	●	●	●	●	●	●	●	●	●
Chinakohl	○	○	○	○	○	○	●	●	●	●	●	●
Fenchel	○	○	○	○	○	●	●	●	●	●	●	○
Frühlingszwiebeln	○	○	○	○	●	●	●	●	●	●	○	○
Grünkohl	●	●	○	○	○	○	○	○	○	○	○	●
Gurke	○	○	○	○	○	●	●	●	●	●	○	○
Kartoffeln*	◉	◉	◉	◉	◉	●	●	●	●	●	◉	◉
Kohlrabi	○	○	○	○	●	●	●	●	●	●	○	○
Kürbis	◉	◉	○	○	○	○	○	●	●	●	●	◉
Lauch	●	●	●	●	○	○	●	●	●	●	●	●
Mangold	○	○	○	○	●	●	●	●	●	●	○	○
Möhren	◉	◉	◉	◉	◉	●	●	●	●	●	◉	◉
Paprika*	○	○	○	○	○	○	●	●	●	●	○	○
Pastinaken	●	●	●	◉	○	○	○	○	●	●	●	●
Radieschen	○	○	○	○	●	●	●	●	●	●	○	○

Gemüse	Januar	Februar	März	April	Mai	Juni	Juli	August	September	Oktober	November	Dezember
Rosenkohl	●	●	●	○	○	○	○	○	○	●	●	●
Rote Bete	◉	◉	◉	◉	○	○	●	●	●	●	●	◉
Rotkohl	◉	◉	◉	◉	◉	●	●	●	●	●	●	◉
Schwarzwurzeln	●	●	○	○	○	○	○	○	○	●	●	●
Spargel	○	○	○	●	●	●	○	○	○	○	○	○
Spinat	○	○	●	●	●	○	○	○	●	●	○	○
Spitzkohl	○	○	○	○	●	●	●	●	●	○	○	○
Staudensellerie	○	○	○	○	○	●	●	●	●	●	○	○
Steckrüben	◉	◉	◉	○	○	○	○	○	○	●	●	●
Tomaten*	○	○	○	○	○	○	●	●	●	●	○	○
Topinambur	●	●	●	○	○	○	○	○	○	●	●	●
Weißkohl	◉	◉	◉	◉	○	●	●	●	●	●	●	◉
Wirsing	●	●	◉	○	●	●	●	●	●	●	●	●
Zucchini	○	○	○	○	●	●	●	●	●	●	○	○
Zuckerschoten	○	○	○	○	●	●	●	●	○	○	○	○
Zwiebeln	◉	◉	◉	◉	◉	◉	●	●	●	●	◉	◉

* Nachtschattengewächse. Bei Autoimmunerkrankungen Verträglichkeit testen.

● Frisch aus heimischem Anbau verfügbar. ◉ Als Lagerware aus heimischem Anbau verfügbar.
○ Nicht regional-saisonal verfügbar.

Obst	Januar	Februar	März	April	Mai	Juni	Juli	August	September	Oktober	November	Dezember
Apfel	◉	◉	◉	◉	◉	○	○	●	●	●	●	◉
Aprikose	○	○	○	○	○	○	●	●	○	○	○	○
Birne	○	○	○	○	○	○	○	●	●	●	◉	◉
Blaubeeren	○	○	○	○	○	●	●	●	●	○	○	○
Brombeeren	○	○	○	○	○	○	●	●	●	○	○	○
Erdbeeren	○	○	○	○	○	●	●	○	○	○	○	○
Himbeeren	○	○	○	○	○	●	●	●	○	○	○	○
Holunderbeeren	○	○	○	○	○	○	○	○	●	○	○	○
Johannisbeeren	○	○	○	○	○	○	●	●	○	○	○	○
Kirschen	○	○	○	○	○	●	●	○	○	○	○	○
Mirabellen	○	○	○	○	○	○	○	●	●	○	○	○
Pflaumen	○	○	○	○	○	○	●	●	○	○	○	○
Quitten	○	○	○	○	○	○	○	○	●	●	●	○
Rhabarber	○	○	○	●	●	●	○	○	○	○	○	○
Stachelbeeren	○	○	○	○	○	●	●	●	○	○	○	○
Wassermelonen	○	○	○	○	○	○	○	●	●	○	○	○
Weintrauben	○	○	○	○	○	○	○	○	●	●	●	○
Zwetschgen	○	○	○	○	○	○	●	●	●	●	○	○

Salat	Januar	Februar	März	April	Mai	Juni	Juli	August	September	Oktober	November	Dezember
Batavia	○	○	○	○	●	●	●	●	●	○	○	○
Chicorée	●	●	●	●	○	○	○	○	○	●	●	●
Eichblattsalat	○	○	○	○	●	●	●	●	●	●	○	○
Eisbergsalat	○	○	○	○	○	●	●	●	●	●	○	○
Endiviensalat	○	○	○	○	●	●	●	●	●	●	●	●
Feldsalat	●	●	●	●	○	○	○	○	○	●	●	●
Kopfsalat	○	○	○	○	●	●	●	●	●	●	○	○
Lollo	○	○	○	○	●	●	●	●	●	●	○	○
Portulak	●	●	●	●	○	○	●	●	●	●	●	●
Postelein	●	●	●	●	○	○	○	○	○	○	○	●
Radicchio	◉	◉	○	○	○	○	○	●	●	●	●	◉
Rucola	○	○	○	○	●	●	●	●	●	●	○	○

● Frisch aus heimischem Anbau verfügbar. ◉ Als Lagerware aus heimischem Anbau verfügbar.
○ Nicht regional-saisonal verfügbar.

Fleisch, Geflügel, Fisch, Meeresfrüchte, Eier

Fleisch und Geflügel

Eine gute Fleischqualität ist in der Paleo-Ernährung Programm. Sie ist dann gewährleistet, wenn die Tiere artgerecht gehalten und gefüttert wurden. Das wirkt sich nicht nur auf die Nährstoffzusammensetzung, sondern auch auf den Geschmack aus. Wild sowie Fleisch aus artgerechter Haltung oder in Bio-Qualität kommen dem Fleisch unserer altsteinzeitlichen Vorfahren am nächsten.

> Der Verzehr von Fleisch gehörte schon immer zur artgerechten Ernährung der Menschen. Je nach Verfügbarkeit von pflanzlichen Nahrungsquellen konnte der Anteil tierischer Nahrungsmittel jedoch sehr unterschiedlich ausfallen.

Um das volle Potenzial der Nährstoffe auszuschöpfen, sollten Sie neben den gängigen Sorten wie Rind, Schwein oder Kalb sowie Huhn oder Pute auch andere Fleisch- bzw. Geflügelarten wie Lamm, Kaninchen, Ente und Gans sowie Wild (Hirsch, Reh, Wildschwein, Wildente, Rebhuhn, Fasan) in Ihr Repertoire aufnehmen, und wenn Sie mögen natürlich auch Innereien.

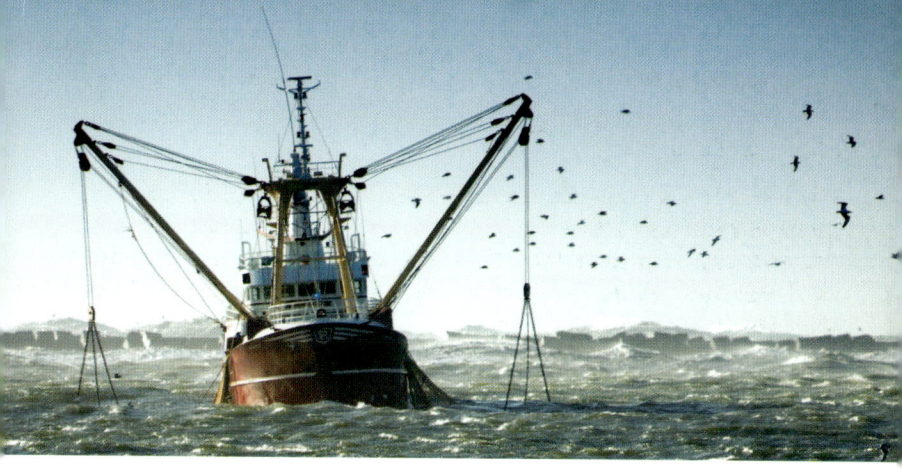

Fische und Meeresfrüchte

Sie versorgen uns mit hochwertigem Eiweiß, sind reich an Omega-3-Fettsäuren (vor allem fetter Seefisch wie Lachs, Makrele, Hering oder Sardinen) und weiteren wichtigen Nährstoffen, darunter Vitamin D und E sowie Jod, Zink und Eisen. Achten Sie auch hier unbedingt auf Qualität und zudem auf Nachhaltigkeit. Greifen Sie daher bei Wildfang und Bio-Ware zu.

Eier

Eier waren für unsere Vorfahren eine willkommene Nahrungsquelle, die allerdings abhängig von der Brutzeit und daher saisonal begrenzt war. Unter Paleo-Anwendern sind Eier sehr beliebt und zumindest Hühnereier stehen uns jederzeit in Hülle und Fülle zur Verfügung. Laut Sabine Paul kann die ganzjährige Verwendung einer einzigen Eiersorte jedoch zu gesundheitlichen Problemen wie Allergien führen, weshalb sie dazu rät, auch Eier anderer Vogelarten (z. B. Wachtel- oder Perlhuhneier) zu nutzen, wenn Saison dafür ist, und so für mehr Abwechslung zu sorgen (PaläoPower-Kochbuch, Seite 34 f.).

Auch beim Kauf von Eiern ist Ware aus artgerechter Haltung und Fütterung angesagt. Sie haben einen wesentlich höheren Anteil an Omega-3-Fettsäuren, als das bei Massenware der Fall ist, von ökologischen und ethischen Aspekten mal ganz abgesehen.

> Übrigens: Der erhobene Zeigefinger, der zu einem maximalen Verzehr von zwei bis drei Eiern mahnt, ist längst in den Bereich der Ernährungsmythen verbannt. Eier haben – ebenso wenig wie andere tierische Lebensmittel – keinen oder zumindest keinen nennenswerten Einfluss auf den Cholesterinspiegel.

Hochwertige Fette

Fette spielen in der Paleo-Ernährung eine wichtige Rolle. Inwieweit ein Speiseöl oder -fett als günstig oder weniger günstig eingestuft wird, hängt vom Fettsäuremuster und vom jeweiligen Herstellungsverfahren ab. Konsequenterweise wird daher auf billig massenproduzierte Pflanzenöle und -fette wie Sonnenblumenöl, Maiskeimöl oder Distelöl verzichtet. Sie weisen meist ein ungünstiges Verhältnis von Omega-6- zu Omega-3-Fettsäuren auf, werden leicht ranzig, und sind oftmals hoch erhitzt, raffiniert und auf vielfältige Weise bearbeitet, wodurch wertvolle Inhaltsstoffe ebenso verloren gehen, wie der typische Eigengeschmack.

Als Klassiker der Speiseöle und -fette gelten in der Paleo-Ernährung natives, kalt gepresstes Kokosöl, Schmalz und Rindertalg, natives, kalt gepresstes Olivenöl sowie Macadamianussöl und Avocadoöl. Hinzu kommen weitere Nussöle und Leinöl, die in der kalten Küche sowie zum Abrunden von Speisen eingesetzt werden. Auch Sesamöl und Kürbiskernöl haben ihren Platz, jedoch ist deren Gehalt an Omega-6-Fettsäuren vergleichsweise hoch, weshalb sie eher sparsam verwendet werden sollten. Auch hier sollte ein schonendes Herstellungsverfahren berücksichtigt werden. Besonders beliebt ist bei vielen auch Ghee (geklärte Butter), das sich aus Butter von Kühen aus Weidehaltung recht einfach herstellen lässt, aber auch im Einzelhandel erhältlich ist. Diejenigen, die Milchprodukte konsequent ausschließen, verzichten jedoch darauf. Während stabile Fette wie Kokosfett/-öl, Schmalz oder Ghee im Vorratsschrank ihren Platz finden, sollten empfindliche Fette mit einem hohen Anteil an einfach ungesättigten Fettsäuren lichtgeschützt und kühl aufbewahrt und rasch verbraucht werden. Es ist ratsam, nur kleine Mengen zu kaufen, damit sie nicht ranzig werden.

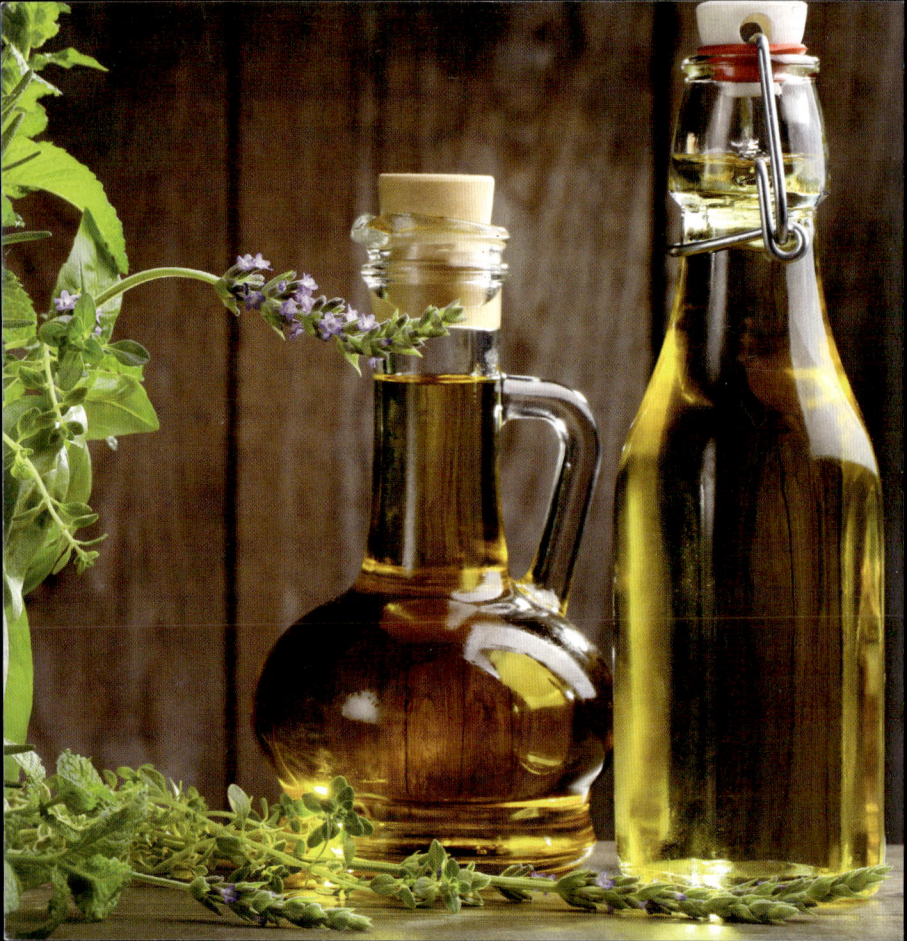

	Kalte Küche	Zur Abrundung warmer Speisen	Garen, Braten und Backen bei niedrigen Temperaturen	Braten, Backen und Frittieren bei hohen Temperaturen
Kokosfett, -öl	✓	✓✓	✓✓	✓✓
Schmalz, Talg	✓	✓	✓✓	✓✓
Ghee	✓	✓✓	✓✓	✓✓
Olivenöl	✓✓	✓✓	✓✓	
Macadamianussöl	✓✓	✓✓	✓✓	
Mandelöl	✓	✓✓	✓✓	
Sesamöl	✓	✓✓	✓✓	
Kürbiskernöl	✓✓	✓✓		
Leinöl	✓✓	✓		
Leindotteröl	✓✓	✓		

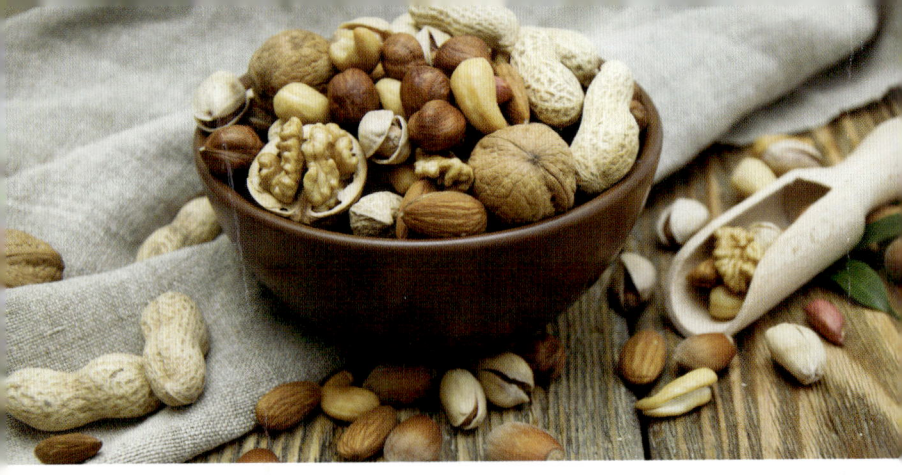

Nüsse und Samen

Nüsse und Samen sind echte Naturburschen. Sie gehören schon seit Urzeiten zur menschlichen Ernährung. Bei heute lebenden Jägern und Sammlern machen vor allem Nüsse einen durchaus beachtlichen Teil der Energie- und Nährstoffversorgung aus. Nüsse und Samen liefern essenzielle Fettsäuren, Eiweiß und Ballaststoffe sowie verschiedene Mineralien und sekundäre Pflanzenstoffe. Aufgrund der Vielzahl an wertvollen Inhaltsstoffen sind sie eine gute Ergänzung für den Paleo-Speiseplan.

Dass dennoch zu einem maßvollen Verzehr geraten wird, hat verschiedene Gründe. Zum einen ist das Verhältnis von Omega-6- zu Omega-3-Fettsäuren nicht immer günstig. Macadamianüsse liegen mit einem Verhältnis von 1:1 absolut im grünen Bereich. Auch Pekannüsse (2:1), Leinsamen (3:1), Pinienkerne, Sesam (4:1) und Walnüsse (6:1) haben keine schlechte Bilanz vorzuweisen, während Kürbis- und Sonnenblumenkerne (12:1, 13:1), Cashewkerne (20:1), Mandeln (32:1) und Haselnüsse (54:1) hier schon zunehmend schlechter abschneiden. Besonders ungünstig ist das Verhältnis bei Paranüssen (408:1).[6]

Der hohe Anteil an mehrfach ungesättigten Fettsäuren führt auch dazu, dass Nüsse und Samen leicht ranzig werden. Achten Sie daher auf eine lichtdichte Verpackung und eine kühle Aufbewahrung. Des Weiteren enthalten Nüsse Phytinsäure und auch in einigen Samenarten sind Antinährstoffe (siehe Seite 66) zu finden. Oftmals wird auch das Argument der hohen Energiedichte ins Feld geführt, die bei einer Gewichtsreduktion kontraproduktiv sein könnte.

Nüsse und Samen haben unter Abwägung der günstigen und ungünstigen Eigenschaften durchaus ihre Berechtigung in der Paleo-Ernährung. Sie sollten es damit aber nicht übertreiben. Das gilt auch für Fette oder Milchersatz aus Nüssen sowie Nuss- oder Samenmuse.

---

6 Quelle für das Verhältnis von Omega-6- zu Omega-3-Fettsäuren: Fett-Guide.

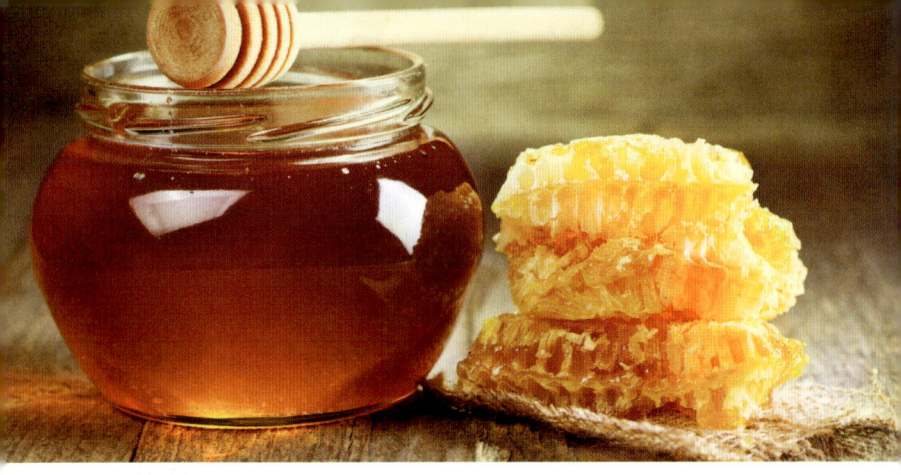

Gesunde Süße

Schon unsere Vorfahren aus der Altsteinzeit hatten eine besondere Vorliebe für Süßes, sicherten ihnen doch entsprechende Nahrungsmittel mit einem hohen Zuckeranteil eine rasche Energieversorgung für Gehirn und Muskeln. Allerdings standen ihnen für ihre süßen Bedürfnisse keine Softdrinks, Gummibärchen oder Eiscreme zur Verfügung. Sie griffen auf das zurück, was die Natur zu bieten hatte: Honig, frische und getrocknete Beeren oder Wurzelknollen, deren Stärke zu Zucker abgebaut wird. Bei den heutigen Jägern und Sammlern hat Honig einen hohen Stellenwert und macht dort einen beachtlichen Teil der Energiezufuhr aus.

In der Paleo-Ernährung steht Honig (kein Industriehonig!) – neben der natürlichen Fruchtsüße aus Obst, Beeren und Trockenfrüchten – als Süßungsmittel an erster

Stelle. Er liefert neben einer kleinen Menge an Vitaminen und Mineralstoffen eine Fülle an Antioxidantien und enthält weitere gesundheitsfördernde Substanzen. Darüber hinaus ist auch die Verwendung von Ahornsirup und Kokosblütenzucker akzeptiert, da es sich um natürliche Süßungsmittel mit einem geringen Verarbeitungsgrad handelt. Sie enthalten neben den Zuckerbausteinen ebenfalls geringe Mengen an Vitaminen und Mineralstoffen. Achten Sie beim Einkauf darauf, dass es sich um reine und schonend bearbeitete Produkte handelt.

Süßungsmittel sollten – auch wenn sie natürlichen Ursprungs sind – generell eher sparsam verwendet werden, um hohe Blutzucker- und Insulinspiegel und deren Auswirkungen zu vermeiden. Das gilt insbesondere beim Wunsch, das Gewicht zu reduzieren. Grundsätzlich sollten gesüßte Speisen nicht die Hauptakteure des Paleo-Speiseplans sein. Wer beim Süßen Kalorien und Kohlenhydraten gänzlich aus dem Weg gehen möchte, kann auch frische oder getrocknete Steviablätter verwenden, aus denen sich ein Extrakt herstellen lässt. Abgeraten wird dagegen von der Verwendung industriell hergestellter Steviaerzeugnisse, die gerade wie Pilze aus dem Boden schießen, mit dem ursprünglich natürlichen Produkt jedoch nicht mehr viel gemeinsam haben. Zudem ist deren gesundheitliche Unbedenklichkeit bislang nicht belegt.

Unser natürliches Süßempfinden ist durch große Zuckermengen, die sich auch besonders gerne in industriell gefertigten Produkten verstecken, quasi wie erschlagen. Entlasten Sie Ihre Geschmacksnerven, indem Sie sparsam süßen oder einmal ein paar Tage ganz darauf verzichten. So werden Sie wieder sensibler für den natürlichen Geschmack.

Getränke

Als Getränke eignen sich ungesüßter grüner und schwarzer Tee sowie Kräutertees und -aufgüsse aller Art. Wer gar nicht auf Süße verzichten mag, kann ein wenig Honig nehmen. Ansonsten ist Wasser die natürlichste Art, den Durst zu löschen. Um es geschmacklich ein wenig aufzupeppen, kann man z. B. Zitrone, Limette oder Minze verwenden.

Bei Säften sollten Sie eher sparsam sein und sie möglichst verdünnt trinken. Hier fehlt die »Verpackung« aus Ballaststoffen, die den Blutzuckeranstieg begrenzt. Die allseits beliebten Smoothies sind – je nach Zusammensetzung – schon eher eine Mahlzeit als ein Getränk. Softdrinks aller Art fallen durchs Raster, weil Sie neben einem hohen Zuckergehalt nichts zu bieten haben und zudem häufig eine ganze Reihe an Zusatzstoffen enthalten. Auch Lightgetränke haben in der Paleo-Ernährung nichts zu suchen.

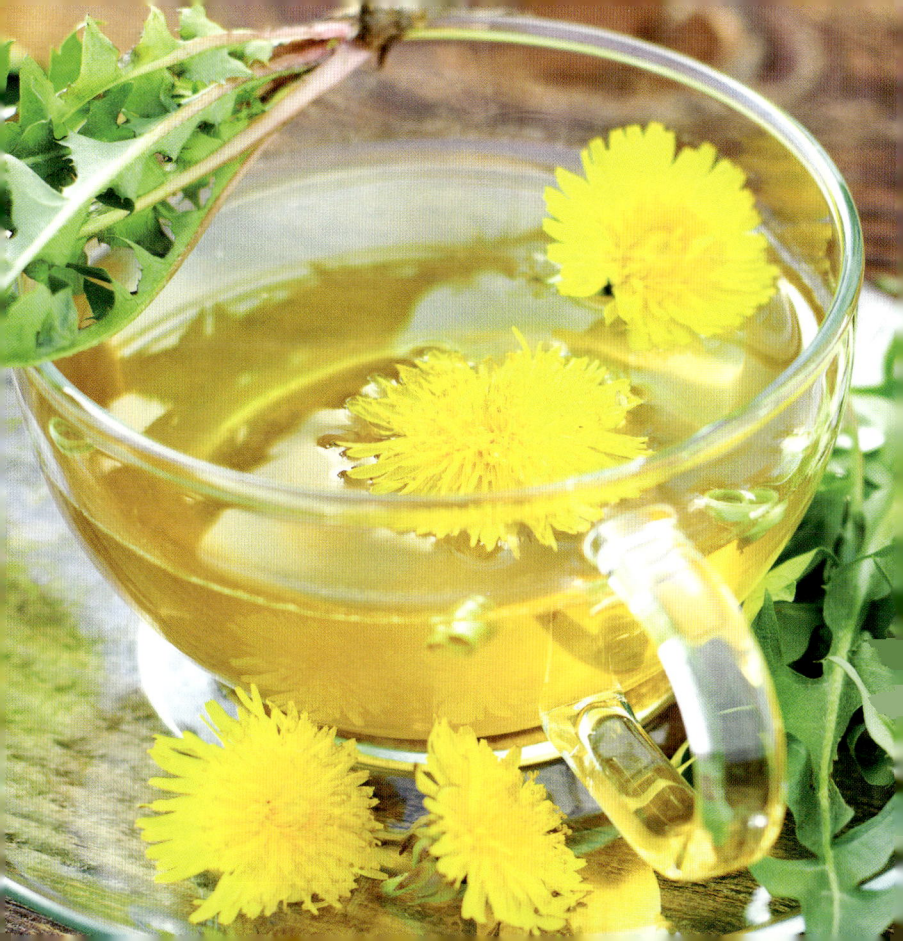

Hier sagt Paleo Nein!

Nachfolgend erfahren Sie mehr über die Lebensmittelgruppen, die bei der Paleo-Ernährung gemieden werden. Sie widersprechen dem Prinzip der artgerechten Ernährung und können unser Wohlbefinden und unsere Gesundheit beeinträchtigen – von unklaren Befindlichkeitsstörungen bis hin zu schweren Erkrankungen.

Getreide

Bei kaum einem anderen Thema herrscht so große Einigkeit wie beim Ausschluss von Getreide. Das betrifft vor allem die glutenhaltigen Getreidearten Weizen, Dinkel, Roggen, Emmer, Kamut und Einkorn sowie Hafer und Gerste. Glutenfreie Getreidesorten wie Reis sowie Pseudogetreide wie Amaranth und Quinoa werden kontrovers diskutiert und der Umgang damit wird teilweise etwas flexibler gehandhabt (siehe Seite 78 f). Einer der wesentlichen Gründe, auf Getreide zu verzichten, ist der kritische Inhaltsstoff Gluten (aus der Gruppe der Lektine, siehe Seite 66).

Für die Herstellung von Brot und Backwaren ist das Klebereiweiß einheimischer Getreidesorten wegen seiner Bindungseigenschaften und den Auswirkungen auf das Backergebnis unverzichtbar, weshalb es inzwischen durchaus Brauch ist, in der Backindustrie zusätzlich Gluten zuzusetzen. Für unsere Gesundheit ist Gluten allerdings alles andere als förderlich. Der Verzehr von Gluten kann die Dünndarmschleimhaut angreifen und die entzündliche Autoimmunerkrankung

Zöliakie auslösen, an der etwa 1 von 200 bis 250 Menschen leidet. Es wird vermutet, dass es enge Zusammenhänge zu weiteren Autoimmunerkrankungen gibt. Stichwort: Leaky Gut (siehe Seite 68). Weitaus häufiger verbreitet als die Zöliakie ist die sogenannte Glutensensitivität. Inzwischen scheinen mehr als 30 Prozent aller Menschen davon betroffen zu sein. Die Symptome sind vergleichbar mit denen eines Reizdarmsyndroms und treten nach dem Verzehr von Getreideprodukten auf. Außer Gluten enthält Getreide weitere Lektine sowie Phytate, die für Nährstoffverluste verantwortlich sind, Darm und Immunsystem irritieren und entzündliche Prozesse entfachen können.

> »Mit der Einführung des Getreides wurde eine Vielzahl wertvoller Nahrungsmittel, an die der Mensch bestens adaptiert ist, aus dem Lebensmittelkorb des Menschen verdrängt.« (Syndrom X oder Ein Mammut auf den Teller, Seite 220)

Ein weiteres Argument gegen Getreide ist der hohe Stärkeanteil bei ansonsten geringer Nährstoffausbeute. Wie Sie bereits im Kapitel zu den Hauptnährstoffen erfahren haben, wirkt sich ein übermäßiger Kohlenhydratverzehr – vor allem im Zusammenhang mit Bewegungsmangel – schlecht auf Blutzucker- und Insulinspiegel aus und hat zahlreiche negative Auswirkungen auf die Gesundheit. In der Paleo-Ernährung gilt Getreide als schlechter Nährstofflieferant. In dem Maße, wie getreidehaltige Produkte Gemüse und Obst verdrängen, reduziert sich auch die Versorgung mit Vitaminen, Mineralstoffen, Spurenelementen und sekundären Pflanzenstoffen. Wer zugunsten von Obst und Gemüse auf Getreide verzichtet, macht seine Nahrung also insgesamt nährstoffreicher.

Antinährstoffe

Antinährstoffe blockieren die Nährstoffaufnahme und können im Darm Schäden verursachen und zahlreiche Erkrankungen begünstigen.

	Negative Eigenschaften
Phytate/ Phytinsäure	Binden Eiweiß, Stärke und Mineralstoffe und reduzieren so die Nährstoffaufnahme.
Lektine	Heften sich an Zellen an und führen zu Zellverklumpungen oder hemmen die Nährstoffaufnahme; stehen zudem unter Verdacht, Leaky Gut zu fördern; lösen auf ihrem Weg im Körper entzündliche Reaktionen aus.
Protease-hemmer	Hemmen den Eiweißabbau, tragen zur Entstehung von Leaky Gut bei.
Saponine	Machen die Zellhüllen löchrig, was zum Absterben der Zelle und zu einer erhöhten Durchlässigkeit der Darmwand führen kann; Saponine, die durch die geschädigte Darmwand in das Blutsystem gelangen, können Immunreaktionen und entzündliche Prozesse auslösen; insgesamt scheint das tatsächliche gesundheitliche Risiko der Saponine noch nicht hinreichend erforscht zu sein, jedoch gelten Saponine aus Hülsenfrüchten als besonders aggressiv.

Das wäre aber nur die eine Seite der Medaille, denn sie haben durchaus auch positive Eigenschaften.

Positive Eigenschaften	Reduzierung/Deaktivierung
Antioxidative Wirkung, günstige Effekte auf den Blutzucker, krebshemmende Effekte.	Deaktivierung durch Einweichen, eine nährstoffreiche Kost relativiert den Nährstoffmangel durch Phytate.
Blutzuckersenkende Wirkung sowie günstige Effekte auf das Immunsystem.	Teilweise Deaktivierung durch Kochen.
Günstige Beeinflussung von Entzündungen und Tumoren (nach Deaktivierung durch Erhitzen).	Deaktivierung durch Kochen.
	Der Gehalt lässt sich teilweise durch Einweichen und Kochen reduzieren.

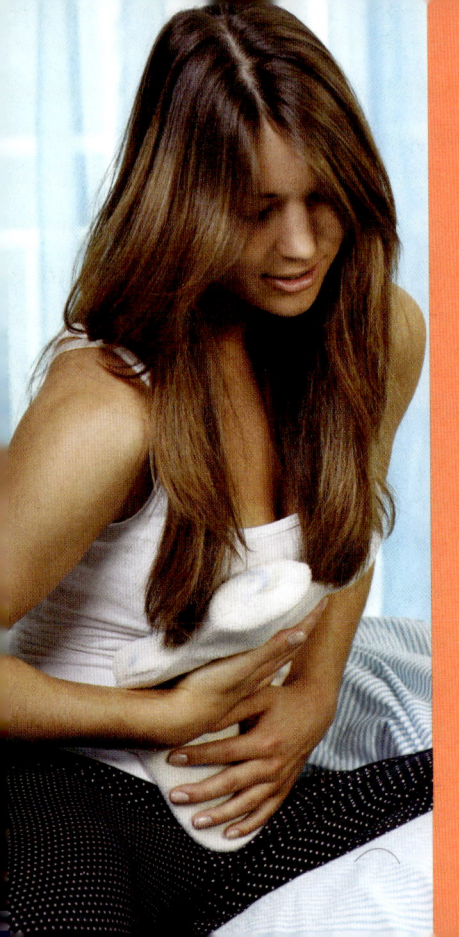

Leaky Gut

Beim sogenannten Leaky Gut handelt es sich – vereinfacht ausgedrückt – um eine längerfristig oder dauerhaft geschädigte und somit durchlässige Darmwand. Undichte Stellen im Darm führen dazu, dass unvollständig verdaute Nahrungsbestandteile sowie Bakterien und andere Reizstoffe die Darmbarriere überwinden können. Sie gelangen in die Blutbahn und lösen dort eine Immunantwort aus, die einerseits zu Entzündungsreaktionen führen kann und andererseits dazu, dass sich die Immunreaktion gegen den eigenen Körper richtet.

Leaky Gut gilt als (Mit-)Verursacher von chronisch entzündlichen Erkrankungen und Autoimmunkrankheiten. Als ein wesentlicher Auslöser gilt Gluten. Aber auch die auf Seite 66 beschriebenen Antinährstoffe tragen dazu bei, die natürliche Darmbarriere zu schädigen.

Hülsenfrüchte

Hülsenfrüchte (Erbsen, Bohnen, Linsen, Soja und Erdnüsse) werden in der Paleo-Ernährung als neuzeitliche Nahrungsmittel gemieden, wenngleich es durchaus Belege für eine Verwendung in der Altsteinzeit zu geben scheint.

Zwar ist der Eiweißgehalt auf den ersten Blick recht ordentlich, was Hülsenfrüchte als Eiweißlieferanten interessant machen könnte. Gemessen an der Verwertbarkeit für den menschlichen Organismus fallen Hülsenfrüchte jedoch weit hinter tierische Proteinquellen zurück. Als mitverantwortlich dafür gelten die darin enthaltenen Proteasehemmer, die die Eiweißverwertung blockieren. Hinzu kommen weitere Antinährstoffe – Phytate, Lektine und Saponine. Eine Entschärfung dieser Substanzen ist durch Einweichen, Keimen, Kochen und Fermentieren möglich. Der damit verbundene Aufwand steht jedoch nach Ansicht von Heidrun Schaller in keinem Verhältnis zum Nutzen. Sie beruft sich auf die Aussage des Chemikers Lalonde, der Hülsenfrüchte (ebenso wie Getreide) in gegartem Zustand für die schlechtesten Nährstofflieferanten überhaupt hält. Die vermeintlich gute Nährstoffqualität, die Hülsenfrüchten vielfach nachgesagt wird, bezöge sich auf den rohen Zustand, in dem Hülsenfrüchte aber nicht verzehrfähig sind (Die Paleo-Revolution, Seite 45 ff.).

Übrigens: Grüne Bohnen und Zuckerschoten werden in der Paleo-Ernährung zum Gemüse gezählt.

Zucker

Zucker? Nein, danke! Nicht bei Paleo. Zucker hat rein gar nichts zu bieten, was gut für uns wäre. Die ungünstigen Auswirkungen auf unsere Gesundheit sprechen dagegen eine eigene Sprache. Haushaltszucker ist ein billiges, raffiniertes, nährstoffarmes Massenprodukt, das u.a.

- zu raschen Blutzuckeranstiegen und nachfolgenden Insulinreaktionen führt und den Zuckerstoffwechsel aus dem Gleichgewicht bringt,
- süchtig machen kann und uns dazu verleitet, mehr zu essen,
- Karies verursacht und
- sich außerdem ungünstig auf die Darmflora auswirkt.

Das gilt natürlich auch für alle Produkte, in denen Zucker enthalten ist, also beispielsweise Süßigkeiten, Softdrinks, Fruchtjoghurt, Desserts, Eis, Kuchen und Gebäck. Zudem wird uns Zucker häufig als geschmacksverstärkender Zusatz in verarbeiteten Produkten untergejubelt, um inhaltsarme Produkte attraktiver zu machen und das Verlangen danach zu steigern. Gar nicht so leicht, Zucker aus dem Weg zu gehen, zumal eine Vorliebe für Süßes in unseren Genen liegt. Das Verlangen danach lässt sich jedoch innerhalb weniger Tage deutlich reduzieren, wenn Sie Zucker und zuckerhaltige Speisen meiden. Achten Sie dabei auch auf versteckte Zucker, die oft unter einem Pseudonym daherkommen, etwa als Dextrose, Glukosesirup oder Saccharose. Auch bei vermeintlich zuckerfreien Produkten sollten Sie daher einen Blick auf die Zutatenliste riskieren.

Süßstoffe sind industriell hergestellte Produkte, die noch dazu hungrig und dick machen und in mehrfacher Weise als gesundheitsschädlich gelten. Also haben sie in der Paleo-Ernährung nichts zu suchen.

Verarbeitete Lebensmittel

Vollwertige, echte Lebensmittel – das ist Paleo. Insofern fallen industriell verarbeitete Lebensmittel allesamt durch das Raster. Fast Food, Fertiggerichte, Tütensuppen, Wurstwaren, Backmischungen & Co. sind eine Vorspiegelung falscher Tatsachen in Perfektion. Sie zielen auf Reize ab, auf die wir gemäß unserer genetischen Ausstattung nur allzu gerne anspringen. Doch hinter der süß-fettig-salzigen Fassade steckt mitnichten das, was unseren Vorfahren eine gute Energie- und Nährstoffversorgung signalisierte. Hochwertige Inhaltsstoffe werden durch Aromen, Geschmacksverstärker und billige Fette ersetzt und täuschen über fehlende Qualität hinweg. Unzählige Konservierungsstoffe sorgen für Haltbarkeit; von den zahlreichen Hilfsmitteln, die zugunsten einer einfacheren und kostengünstigeren Produktion eingesetzt werden, erst gar nicht zu reden.

Lassen Sie nicht zu, dass Sie und Ihr Körper auf diese Weise mit billigen, nährstoffarmen Lebensmitteln hinters Licht geführt werden. Zeigen Sie industriell verarbeiteten Lebensmitteln die rote Karte und tun Sie sich und Ihrer Gesundheit mit natürlichen, nährstoffreichen Lebensmittel Tag für Tag Gutes.

Hier wird kontrovers diskutiert

Nicht alle Lebensmittelgruppen werden von Paleo-Experten gleichermaßen befürwortet oder abgelehnt. Nachfolgend werden einige Lebensmittel vorgestellt, deren Verzehr gelegentlich etwas großzügiger gehandhabt wird. Dabei geht es weniger darum, dass es diese Produkte in der Altsteinzeit noch nicht gab, sondern vielmehr um mögliche gesundheitliche Konsequenzen. Was Sie davon in Ihren Speiseplan aufnehmen, hängt letztendlich von Ihrer persönlichen Einschätzung, Ihren Zielen (Beschwerdefreiheit, Wohlbefinden, Leistungsfähigkeit, Gewichtsmanagement) und auch von Ihren Vorlieben ab.

Milch und Milchprodukte

Milch und daraus hergestellte Produkte gab und gibt es bei Jägern und Sammlern nicht, weshalb sie in der Paleo-Ernährung folgerichtig vermieden werden. Mit Milch werden verschiedene Gesundheitsprobleme in Zusammenhang gebracht. An oberster Stelle stehen dabei die Milchzuckerunverträglichkeit und die Milcheiweißallergie. Milchzucker kann heftige Darmprobleme verursachen, das Milchprotein Kasein kann beispielsweise schwere allergene Reaktionen hervorrufen und steht unter Verdacht, Krankheitsverläufe zu verschärfen, z. B. bei Zöliakie, entzündlichen Darmerkrankungen oder Asthma.

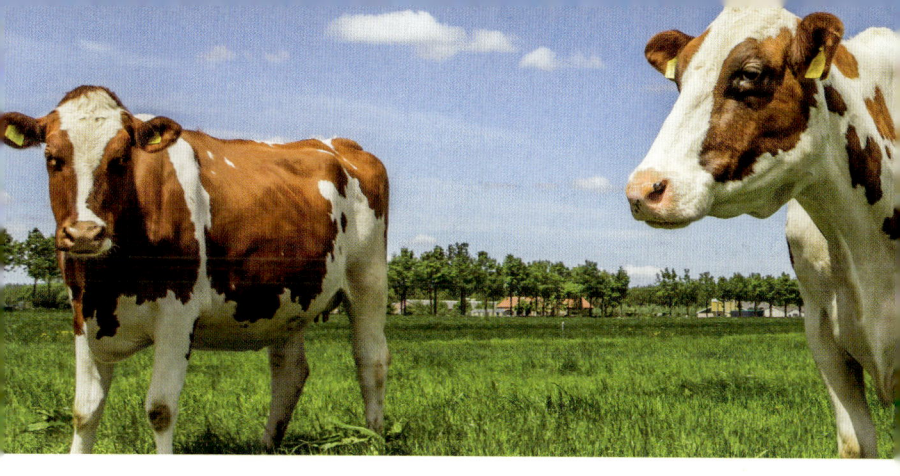

Anders als bei anderen neuzeitlichen Lebensmitteln ist bei der Verträglichkeit von Milchzucker über den Verlauf von mehreren Tausend Jahren eine genetische Anpassung erkennbar. Diese betrifft vor allem den europäischen Raum, in dem etwa 85 Prozent der Bevölkerung Laktose verstoffwechseln können, während global betrachtet nur vergleichsweise wenig Menschen laktosetolerant sind.

Vor allem im Rahmen der primalen Ernährung (Primal Health-Konzept), die in ihren Grundzügen der Paleo-Ernährung entspricht, wird der Umgang mit Milchprodukten flexibler gehandhabt. Aber auch Begründer Mark Sisson räumt ein: »Milch tut dem Körper nicht wirklich gut. Gegen Laktose und Kasein und mögliche Hormone, Pestizide und Antibiotika, aber auch gegen das Erhitzen beim Pasteurisieren sind

Einwände zu erheben, während der Nutzen des in Milchprodukten enthaltenen Kalziums überbewertet wird.« (Gesundheitsgeheimnisse aus der Steinzeit, Seite 207)

In der primalen Ernährung geht es daher nicht um hoch verarbeitete und mit diversen Zusatzstoffen angereicherte Milchprodukte, die der Massentierhaltung und industrieller Technik entspringen, sondern um einen gelegentlichen Verzehr von Rohmilchprodukten, die – anders als pasteurisierte Erzeugnisse – Enzyme und Mikroorganismen enthalten, die sie meist verträglicher machen. Dazu gehören Joghurt, Kefir oder Käse aus unbehandelter Milch. Für abgepackte Produkte aus Rohmilch besteht eine Kennzeichnungspflicht. Über lose Ware an der Käsetheke muss das Fachpersonal Auskunft geben. Der Original Schweizer Emmentaler wird aus Rohmilch hergestellt, die von weidegehaltenen Tieren stammt. Auch Allgäuer Bergkäse, Parmesano Reggiano, Greyerzer oder Sbrinz (Schweiz) werden aus unbehandelter Milch erzeugt, die dafür nicht höher als 40 °C erhitzt wird. Die Käserinde sollte vor dem Verzehr unbedingt entfernt werden. Schwangere sollten Empfehlungen zufolge auf Rohmilchprodukte aller Art verzichten.

Auch wenn Milch und Milchprodukte als gute Nährstoffquellen gelten, muss man bei einem vollständigen Verzicht keineswegs mit Mangelerscheinungen rechnen (siehe Beispiel Kalzium auf Seite 74). Die große Auswahl an Paleo-Lebensmitteln sichert eine optimale Versorgung mit allen Nährstoffen. Auch Milchalternativen gibt es bei Paleo reichlich, z. B. Kokos- oder Mandelmilch.

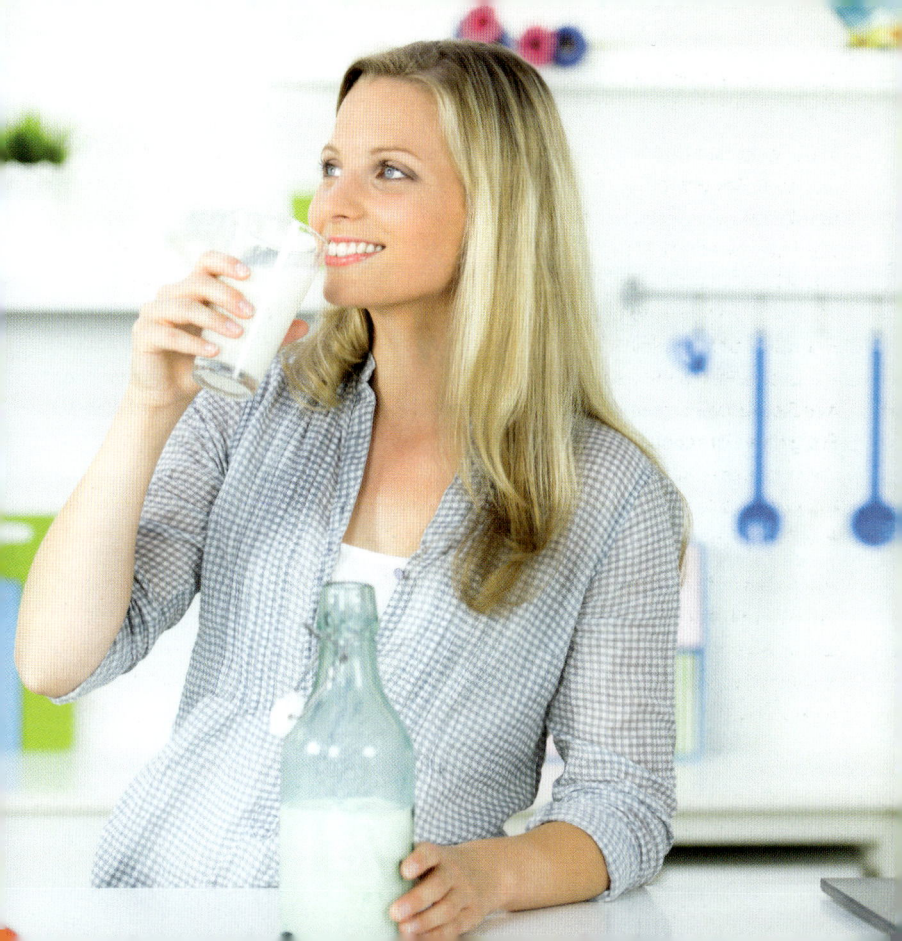

Risiko Kalziummangel?

Muss beim Verzicht auf Milch und Milchprodukte mit einem Kalziummangel gerechnet werden und erhöht sich dadurch das Risiko für Osteoporose? Die Antwort lautet: Nein!

- Milchprodukte sind bei Weitem nicht die einzigen Kalziumlieferanten in unserer Nahrung. Vor allem grünes Blattgemüse und (Wild-)Kräuter enthalten eine ganze Menge von dem Mineralstoff. Auch Samen und Nüsse tragen zur Kalziumversorgung bei (siehe nebenstehende Tabelle).

- Neben einer entsprechenden Kalziumzufuhr und Bewegung ist vor allem eine ausreichende Versorgung mit Vitamin D und Vitamin K2 für die Knochengesundheit maßgeblich.

Vitamin D ist für die Aufnahme von Kalzium aus der Nahrung und den Transport in die Blutbahn zuständig. Für die Versorgung mit Vitamin D spielt unsere Nahrung eine untergeordnete Rolle. Viel wichtiger ist es, seine Vitamin-D-Speicher über einen regelmäßigen Aufenthalt im Freien, an der Sonne zu füllen und/oder – falls erforderlich – über eine zusätzliche Einnahme von Vitamin D eine ausreichende Versorgung sicherzustellen.

Vitamin K2 ist für den Einbau von Kalzium in die Knochen verantwortlich. Nahrungsquellen für Vitamin K2 sind u. a. Innereien, Fleisch, Eier, Butter von Kühen aus Weidehaltung. Es wird zudem im Darm aus Vitamin K1 (vor allem in grünem Blattgemüse) gebildet. Voraussetzung dafür, dass dieser Umwandlungsprozess optimal abläuft, ist jedoch eine gesunde Darmflora.

Wichtige Kalziumquellen bei Verzicht auf Milch und Milchprodukte

Gemüse pro Portion (250 g)	
Grünkohl	525 mg
Spinat	300 mg
Fenchel	265 mg
Mangold	250 mg
Salat/Wildkräutersalat pro Portion (50 g)	
Brennnessel	355 mg
Löwenzahn	85 mg
Rucola	80 mg
Kräuter pro Portion (20 g)	
Salbei	55 mg
Basilikum	50 mg
Dill	45 mg
Kresse	45 mg
Nüsse pro Portion (50 g)	
Mandeln	125 mg
Haselnuss	100 mg
Walnuss	43 mg
Pekannuss	38 mg
Samen pro Portion (30 g)	
Mohn	440 mg
Sesam	235 mg
Leinsamen	60 mg

Die empfohlene Kalziumzufuhr liegt für Jugendliche zwischen 13 und 19 Jahren bei 1.200 mg/Tag und bei Erwachsenen bei 1.000 mg/Tag. (Quelle: Referenzwerte für die Kalziumzufuhr unter www.dge.de). Quelle: www.debinet.de; Angaben z. T. gerundet

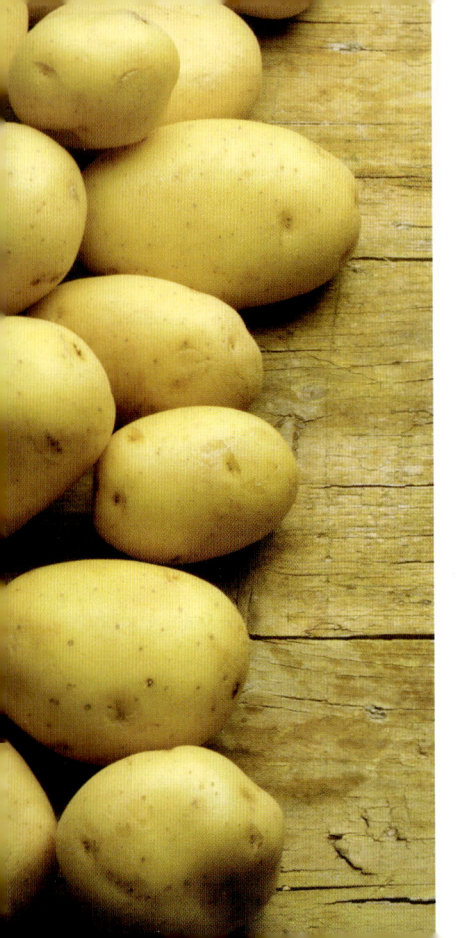

Pseudogetreide, Kartoffeln und Reis

Pseudogetreide gelten in der Regel als nicht empfehlenswert. Die Bedenken gegen Amaranth, Quinoa oder Buchweizen beruhen vor allem darauf, dass sie Antinährstoffe enthalten. Diese lassen sich jedoch durch Einweichen und Kochen reduzieren bzw. deaktivieren. Darüber hinaus schreckt viele der hohe Kohlenhydratanteil (ca. 60 Prozent) ab, der mit dem von Getreide vergleichbar ist. Auf der anderen Seite sind Pseudogetreide glutenfrei und können zudem mit einem vergleichsweise hohen Eiweißgehalt (ca. 14 Prozent) und der vollständigen Palette der essenziellen Aminosäuren (Amaranth und Quinoa) aufwarten, was sie für einige akzeptabel und für einen Einsatz bei der vegetarischen Umsetzung von Paleo (siehe Seite 106) durchaus interessant macht.

Gegen den Verzehr von **Kartoffeln** sprechen zunächst einmal die darin enthaltenen Saponine und Lektine. Durch Schälen und Kochen lassen sich diese gesundheitsabträglichen Inhaltsstoffe jedoch minimieren. Der Phytinsäuregehalt von Kartoffeln ist im Vergleich zu Getreide deutlich geringer. Aber auch der vergleichsweise hohe Stärkegehalt der Kartoffeln ist nicht jedermanns Sache, vor allem bei einer bewusst kohlenhydratarmen Ernährung. Für die Kartoffel spricht wiederum, dass sie die gesamte Palette der essenziellen Aminosäuren enthält.

Reis gehört zum Getreide und ist daher eigentlich nicht paleo-konform. Im Vergleich zu Weizen & Co. ist er jedoch glutenfrei. Er enthält zudem Phytinsäure, die in geschältem, weißem Reis allerdings nur mehr in sehr geringen Mengen vorhanden ist. Gegen den Verzehr von Reis könnte auch der recht hohe Kohlenhydratgehalt mit schneller Blutzuckerwirkung sprechen, bei einem ansonsten eher dürftigen Angebot an Nährstoffen.

Gegen seltene kleinere Portionen ist bei gesunden und aktiven Menschen, die eine Extraportion Kohlenhydrate vertragen können, in der Regel nichts einzuwenden. Ausnahme: Im Rahmen des Autoimmunprotokolls (siehe Seite 102) sind Pseudogetreide, Kartoffeln und Reis nicht vorgesehen. Auch beim Start mit Paleo könnte es besser sein, erst einmal darauf zu verzichten.

Salz

Zu viel Salz kann krank machen. Daher raten einige Paleo-Experten (z.B. Loren Cordain) grundsätzlich dazu, nicht zu salzen. Wie bei vielen anderen Dingen kommt es aber auch hier auf die Menge an. Bei der Umstellung auf die Paleo-Ernährung wird der Salzverzehr allein schon dadurch drastisch reduziert, dass auf industriell hergestellte Lebensmittel und Speisen verzichtet wird. Der intensivere Eigengeschmack hochwertiger Lebensmittel und ein erweitertes Repertoire an Kräutern und Gewürzen sorgen außerdem dafür, dass der Salzstreuer nicht mehr so häufig zum Einsatz kommen muss. Durch den reichlichen Verzehr von kaliumreichem Gemüse und Obst ist zudem für die notwendige Natrium-Kalium-Balance gesorgt, was mögliche Gesundheitsrisiken einer salzreichen Kost zusätzlich minimiert.

Das Würzen von Speisen ist übrigens keineswegs eine neuzeitliche Errungenschaft. Von ihrem Aufenthalt bei den Hadza, neuzeitlichen Jägern und Sammlern in Tansania, weiß Sabine Paul zu berichten, dass dort das Fleisch unter anderem durch die Salze der Asche gewürzt wurde, in denen es garte. (Das PaleoPower-Kochbuch, Seite 38 ff.) Für sie ist Salz durchaus ein Bestandteil der modernen Paleo-Ernährung. Meer- oder Steinsalz gelten als geeignet. Sie sind naturbelassen und darin enthaltene Mineralien sorgen zudem für ein besseres Mineralstoffgleichgewicht, als es bei industriell aufbereitetem, reinem Tafelsalz der Fall ist.

Kaffee und Alkohol

Kaffee und Alkohol sind nicht grundsätzlich tabu. Allerdings sollte der Konsum eher maßvoll sein. Für Kaffee gilt die Empfehlung, nicht mehr als zwei Tassen pro Tag zu trinken. Wohlgemerkt Tassen und nicht Halblitertöpfe. Und das Ganze auch ohne Milch und Zucker. Als Milchersatz eignet sich beispielsweise Kokosmilch. Im Hinblick auf einen störungsfreien, erholsamen Schlaf sollte Kaffee besser nur in den Morgenstunden getrunken werden. Im Falle von Autoimmunerkrankungen ist ein kompletter Verzicht auf Kaffee empfehlenswert, da er u. a. Immunreaktionen auslösen oder entzündliche Prozesse fördern kann.

Bei Paleo-Anhängern sehr beliebt: Der Bulletproof Coffee

Für die einen ist er eine Alternative zum Frühstück, für die anderen eine gute Ergänzung oder ein Energiekick für zwischendurch: Beim Bulletproof Coffee wird der Kaffee mit Kokosöl und/oder Ghee »aufgemotzt«. Diese Mischung aus Koffein und gesunden Fetten macht wach, steigert die Konzentrationsfähigkeit, verhindert Heißhunger und bringt den Fettstoffwechsel auf Trab. Aber Achtung: Der Bulletproof Coffee schmeckt nur, wenn die Bestandteile gut vermischt werden (z. B. mit dem Stabmixer oder einem Milchaufschäumer) und er heiß getrunken wird.

Grundsätzlich spricht auch nichts gegen ein gelegentliches Glas Wein. Bier enthält Gluten und ist daher in der Paleo-Ernährung ausgeschlossen. Ob glutenfreie Biersorten hier eine Alternative sind, ist fraglich. Auch Spirituosen gehören hier nicht hin. Alkohol – egal, aus welchem alkoholischen Getränk – fördert Leaky Gut und könnte einen Schub bei Autoimmunerkrankungen auslösen.

PALEO PRAKTISCH UMGESETZT

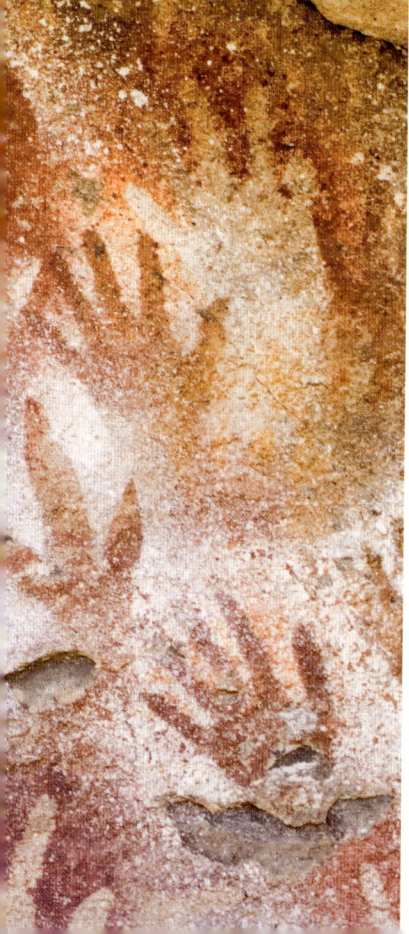

Nach vielen Hintergrundinformationen geht es jetzt in die Praxis: Was kaufe ich ein? Wie gestalte ich meine Mahlzeiten? Was mache ich, wenn ich außer Haus bin und nicht selber kochen kann? Bevor man sich die wichtigsten Paleo-Basislebensmittel für die Vorratshaltung zulegt, ist erst einmal Aussortieren angesagt. Also weg mit Zuckertüte, Kekspackungen, Dosensuppen und Tiefkühlpizza. Trennen Sie sich von allen Dingen, die Sie für Ihre Speisengestaltung à la Paleo nicht mehr brauchen. Legen Sie sich stattdessen einen Grundstock an Paleo-Lebensmitteln mit längerer Haltbarkeit und ohne Zusatzstoffe zu, ergänzen Sie diesen Stück für Stück und kaufen Sie zusätzlich regelmäßig frische Zutaten.

Die »Beute« für den Vorratsschrank

Fisch	
Garnelen, Lachs	Tiefkühlware
Thunfisch (im eigenen Saft), Sardinen	Dose
Gemüse	
z. B. Spinat, Brokkoli, Mischgemüse (ungewürzt)	Tiefkühlware
Tomaten (bei eingelegter Ware auf die Qualität des Öls und mögliche Zusatzstoffe achten), Sauerkraut, Essiggurken (auf Zusatzstoffe achten)	getrocknet/oder eingelegt
Kräuter	
z. B. Schnittlauch, Petersilie, Dill, gemischte Kräuter	Tiefkühlware
z. B. Oregano, Rosmarin, Thymian, Kräutermischung	getrocknet
Obst	
z. B. Beerenobst, Kirschen, gemischte Früchte	Tiefkühlware
Fruchtmark, z. B. Apfel, Apfel-Mango, Apfel-Banane	Glas
getrocknete Früchte, ungeschwefelt (z. B. Aprikosen, Rosinen, Pflaumen, Cranberrys, Feigen)	lose oder verpackt
Nüsse und Samen	
z. B. Mandeln (ganz oder gemahlen), Haselnüsse (ganz oder gemahlen), Macadamianüsse, Walnüsse oder Walnusskerne, Cashewkerne, Paranüsse, Sonnenblumenkerne, Kürbiskerne, Pinienkerne	

Fette zum Kochen und Braten	
z. B. Kokosöl, Schweineschmalz, Ghee, Olivenöl	
Fette für die kalte Küche	
z. B. Leinöl, Walnussöl, Avocadoöl	
Würzmittel	
Senf (ohne Zusatzstoffe), Essig (Apfelessig, Balsamico-essig ohne Zuckerzusatz)	
Salz, Gewürze	
Meer- oder Steinsalz (ohne Zusatzstoffe), Pfeffer, Paprika, Kurkuma, Muskat, Cayennepfeffer, Zimt, Vanille (kein Vanillezucker!)	
Mehlersatz	
z. B. Mandelmehl, Kokosmehl, Erdmandelmehl, Kastanienmehl, Leinsamenmehl	
Milchersatz	
Kokosmilch, Mandelmilch	Dose/Tetrapack
Süßungsmittel	
Honig, Ahornsirup, Kokosblütenzucker	
Sonstiges	
Weinstein-Backpulver oder Natron, Mandelmus, Sesam-paste (Tahin), Kokosflocken, Johannisbrotkernmehl	

Die »Jagd« auf frische Lebensmittel

Wo	Was
Gemüse und Obst	
auf dem Markt/im Bio-Laden/über ein Bio-Kisten-Abo/beim Bauern/ eventuell auch aus dem eigenen Garten	**Gemüse:** Artischocke, Aubergine, Blumenkohl, Brokkoli, Endivie, Fenchel, Gemüsepaprika, grüne Bohnen*, Grünkohl, Gurke, Kohlrabi, Kürbis, Lauch, Löwenzahn, Mangold, Maniok, Meeresalgen, Möhren, Pak Choi, Pastinake, Petersilienwurzel, Pilze, Portulak, Radicchio, Radieschen, Rettich, Rosenkohl, Rote Bete, Rucola, Salat, Schwarzwurzeln, Sellerie, Spargel, Spinat, Steckrüben, Stielmus, Süßkartoffel, Tomaten, Weißkraut, Wirsing, Zuckerschoten*, Zwiebeln **Kräuter:** Basilikum, Brunnenkresse, Dill, Estragon, Ingwer, Kresse, Oregano, Petersilie, Salbei, Schnittlauch, Thymian, Zitronenmelisse **Obst:** Ananas, Apfel, Aprikosen, Avocado, Bananen, Birnen, Brombeeren, Erdbeeren, Feigen, Granatapfel, Grapefruit, Heidelbeeren, Himbeeren, Kirschen, Kiwis, Kochbananen, Limetten, Mangos, Melonen, Nektarinen, Orangen, Papaya, Pfirsiche, Pflaumen, Rhabarber, Wassermelone, Weintrauben, Zitronen

* aufgrund des Gemüsecharakters werden grüne Bohnen und Zuckerschoten zum Gemüse und nicht zu den Hülsenfrüchten gezählt

Wo	Was
Wildkräuter	
in einer Markthalle/ im Bio-Laden/über das Internet (mögliche Bezugsquellen siehe Seite 116); alternativ können Sie selbst Wildkräuter sammeln oder im Garten, auf dem Balkon oder auf der Fensterbank anbauen	z.B. Beifuß, Beinwell, Breitwegerich, Brennnessel, Brunnenkresse, Gänseblümchen, Giersch, Huflattich, Kamille, Löwenzahn, Sauerampfer, Sauerklee, Schafgarbe, Spitzwegerich, Taubnessel, Wiesenthymian, Zinnkraut
Fleisch, Innereien, Geflügel	
beim Metzger Ihres Vertrauens/an der Fleischtheke im Bio-Laden/ in einem Hofladen/ direkt beim Bauern/via Internet	**Fleisch:** alle Stücke vom Rind, Schwein, Kalb, Lamm, Ziege, Kaninchen, Schaf **Innereien:** Rinderleber, Rinderzunge, Schweineleber, Schweinenieren **Geflügel:** Huhn, Pute, Ente, Gans **Geflügelinnereien:** Hühnerleber, Putenleber → von artgerecht aufgewachsenen und gefütterten Tieren

Wo	Was
Wild	
direkt beim Jäger, eventuell auch über den Metzger beziehbar/ via Internet (mögliche Bezugsquellen siehe Seite 116)	Hirsch, Reh, Wildschwein, Kaninchen, Elch, Bison, Wildente, Wildfasan, Wachtel, Rebhuhn → von artgerecht aufgewachsenen und gefütterten Tieren
Fisch, Schalentiere	
beim Fischhändler/bei einer Fischzucht in der Nähe	**Fisch:** Thunfisch, Lachs, Hering, Forelle, Makrele, Heilbutt, Kabeljau, Zander, Flunder, Steinbutt, Seezunge **Schalentiere:** Austern, Crevetten, Hummer, Krabben, Muscheln
Eier	
im Supermarkt/im Bio-Laden/direkt beim Bauern/im Feinkostladen	Hühnereier, Enteneier, Perlhuhneier, Wachteleier → von artgerecht aufgewachsenen und gefütterten Tieren

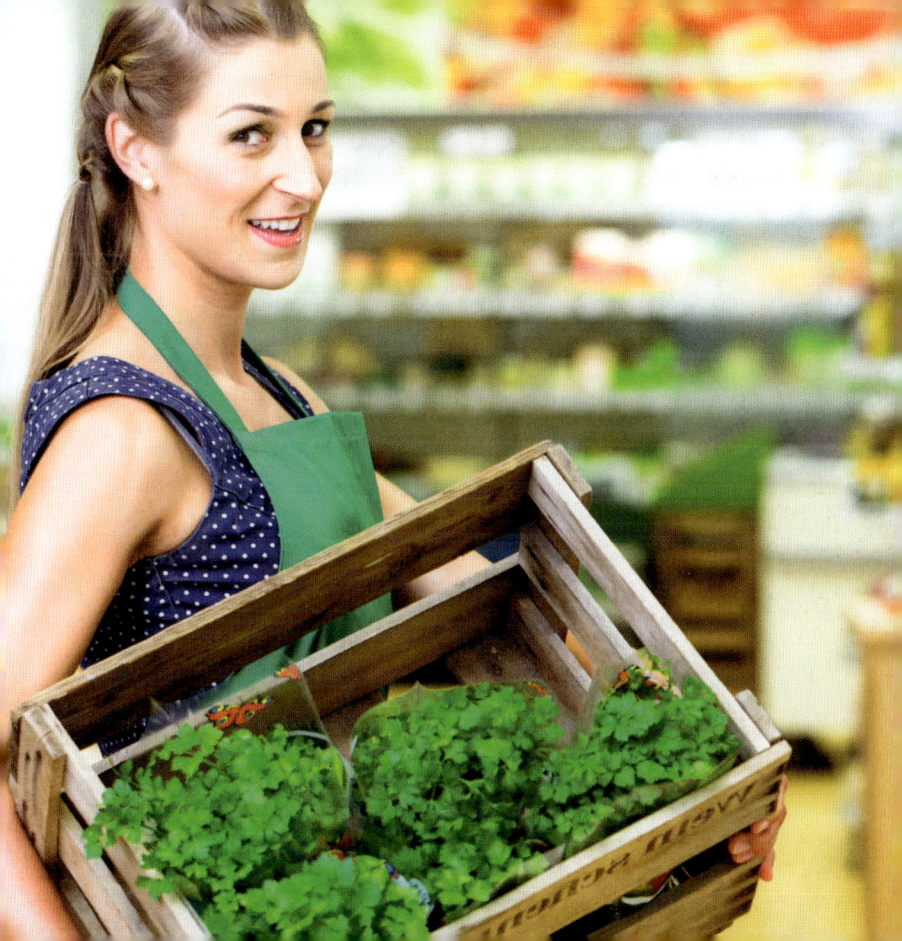

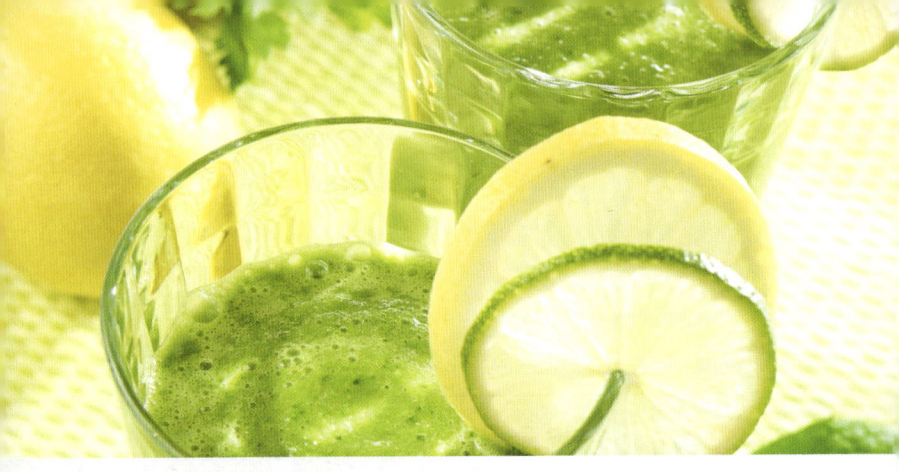

Von früh bis spät: Frühstück, Mittag- und Abendessen sowie Snacks nach dem Paleo-Prinzip

Es gibt unzählige Empfehlungen, wie viele Mahlzeiten gut für uns sind und zu welchen Zeiten sie am besten eingenommen werden sollten. Lassen Sie sich durch solche Reglementierungen nicht irritieren. Folgen Sie stattdessen – wann immer es Ihnen möglich ist und Sie nicht durch bestimmte Umstände (Essenseinladung, Mittagspause am Arbeitsplatz) an feste Essenszeiten gebunden sind – einem der wichtigsten Paleo-Grundprinzipien: essen, wenn man Hunger hat.

Frühstück

 »Ohne etwas im Bauch gehst du mir nicht aus dem Haus!« Vielleicht haben Sie auch noch jene Worte im Ohr, mit denen Sie allmorgendlich zum Frühstücken angehalten wurden, obwohl Sie gar keinen Hunger hatten. Sabine Paul zufolge wird unser Hungergefühl von einem inneren Rhythmus gesteuert (geringster Hunger am Morgen, größter Hunger am Abend), der sich aus der Lebensweise unserer steinzeitlichen Vorfahren entwickelt hat. Alle, die gut und gerne auf ein Frühstück verzichten können, haben also ab sofort gute Argumente: Morgens ohne Frühstück loszuziehen steht durchaus im Einklang mit unserem natürlichen inneren Rhythmus und unseren Genen.

Diejenigen, die den Tag gerne mit einer Mahlzeit beginnen, können dies selbstverständlich tun. Die breite Palette der Paleo-Lebensmittel bietet hervorragende Alternativen zu Marmeladenbrötchen, Butterbrezen oder üppigen »Muntermachermüslis«, die das Frühstück im Vergleich zur ungesunden Standardauswahl auch deutlich abwechslungsreicher machen. Manches – wie gebratenes Gemüse oder Fisch – mag für deutsche Frühstücker ein wenig gewöhnungsbedürftig sein. Neben den herzhaften gibt es aber auch durchaus süße Frühstücksvarianten. Allerdings sollten »Nachbauten« wie Pfannkuchen, Muffins oder Paleo-Brot (in Paleo-Kreisen auch gerne als »Paleo-Junkfood« bezeichnet), die als Ersatz für gewohnte Speisen dienen, eher die Ausnahme als die Regel sein, da frische, nährstoffreiche Lebensmittel sonst schnell ins Hintertreffen geraten.

Beispiele für ein herzhaftes Paleo-Frühstück

- gekochtes oder gebratenes Gemüse
- Gemüserohkost
- pikante Eierspeisen
- Smoothies auf Gemüsebasis
- Lachs oder Hering
- Hackfleischbällchen
- was vom Vortag übrig ist
- pikante Muffins, z. B. mit Speck oder Gemüse

Beispiele für ein »süßes« Paleo-Frühstück

- Obstsalat mit Nüssen oder Kokosflocken
- Mischungen aus verschiedenen Nüssen und Trockenfrüchten
- Mixgetränke aus Kokos- oder Mandelmilch und Früchten
- Smoothies auf Fruchtbasis
- Cremespeisen auf Avocadobasis
- Pfannkuchen, Waffeln oder Muffins, z. B. auf Basis von (Koch-)Bananen und
  Eiern oder Mandel- oder Kokosmehl und Eiern

Entsprechende Rezepte finden Sie im Internet auf zahlreichen Paleo-Seiten.

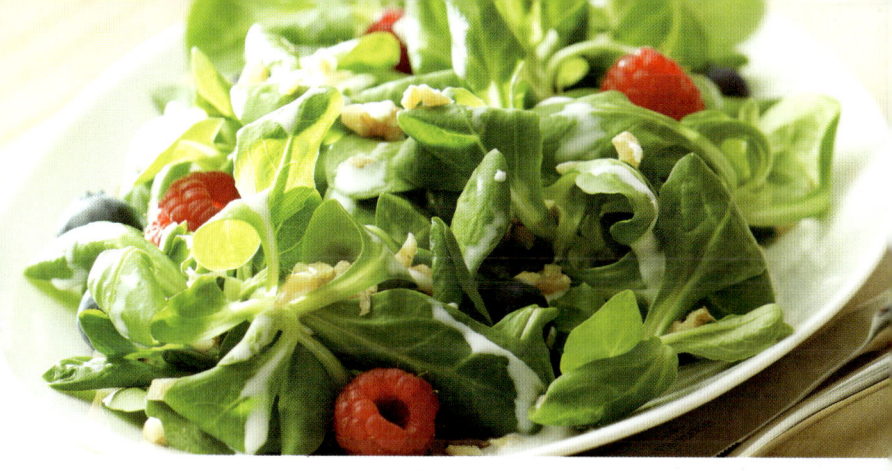

Mittag- und Abendessen

Die Paleo-Hauptspeisen muten im Vergleich zum Frühstück wahrscheinlich ein wenig vertrauter an, wenngleich die gemeinhin als »Sättigungsbeilagen« bekannte Komponenten wie Brot, Nudeln oder Knödel/Klöße fehlen und Kartoffeln und Reis – wenn überhaupt – einen eher geringen Stellenwert haben. Wie für alle Mahlzeiten gilt auch hier: Sorgen Sie für Vielfalt und Abwechslung. Machen Sie sich daher auch auf die Jagd nach Lebensmitteln, die bisher noch nicht auf Ihrer Liste standen. Probieren und experimentieren Sie nach Lust und Laune!

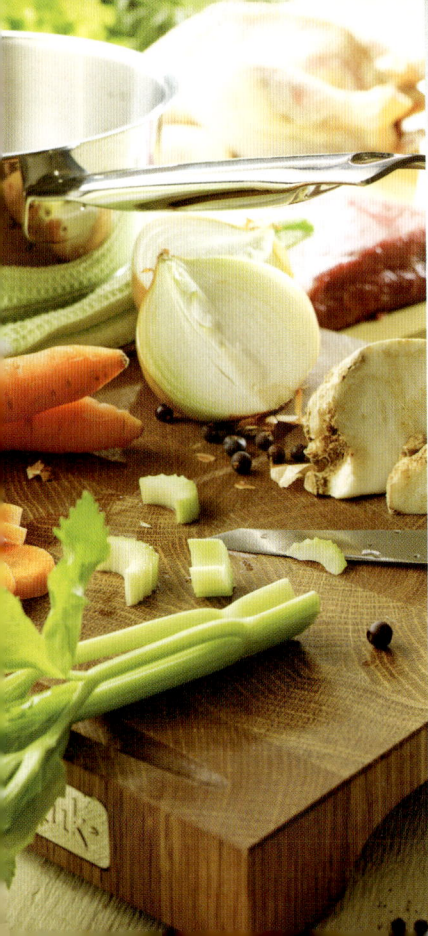

Beispiele für Vorspeisen

- klare Gemüsesuppen oder Fleisch-
  brühe mit Einlage
- pürierte Gemüsesuppen
- Grillgemüse/Antipasti
- Eier-Speck-Muffins
- Datteln mit Speck
- Chickenwings
- mit Lammhackfleisch gefüllte
  Weinblätter
- gefüllte Champignons

Beispiele für warme Hauptmahlzeiten

- Eintöpfe mit Gemüse und/oder
  Fleisch
- Gemüsenudeln mit Gulasch oder
  Hackfleischsauce
- Rouladen mit diversen Gemüsen
- Geflügel oder Fisch in Kokospanade
- Currygerichte mit Gemüse, Fleisch
  oder Garnelen
- Gemüsepfanne
- Gemüserösti

Beispiele für kalte Hauptmahlzeiten

- Wildkräutersalat mit Senf-Honig-Dressing
- Gemüsesticks mit Guacamole
- Salatwraps mit Geflügel
- Gemüsewaffeln
- Carpaccio mit Blattsalaten

Beispiele für Desserts

- rote Grütze aus Beerenobst
- Bratapfel
- Schokocreme auf Avocadobasis
- Eis auf Basis von gefrorenen Früchten und Kokosmilch

Entsprechende Rezepte finden Sie im Internet auf zahlreichen Paleo-Seiten.

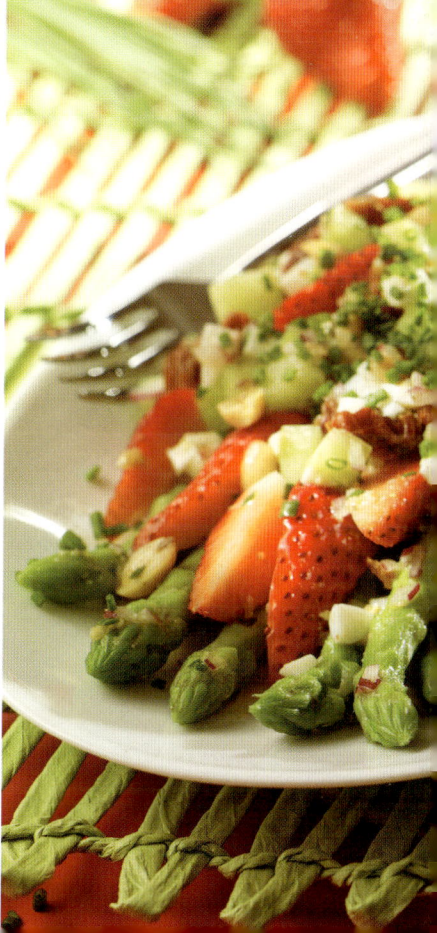

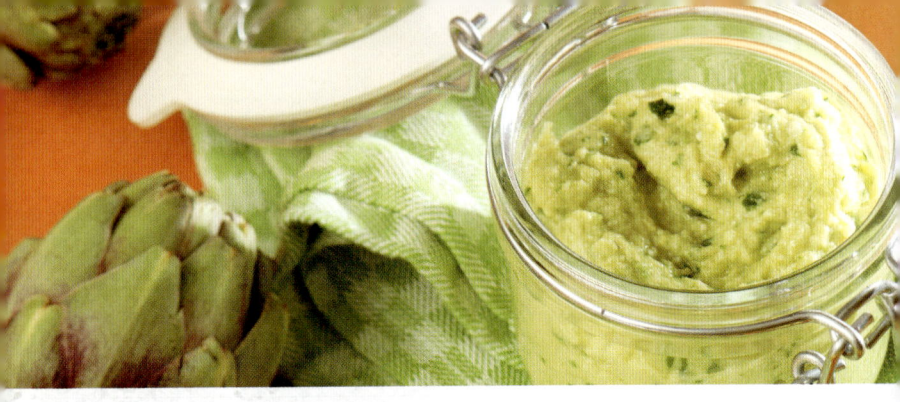

Snacks für zwischendurch

Qualitativ hochwertige, frische und nährstoffreiche Speisen mit einem hohen Anteil an Fett und Eiweiß und einer geringen Kohlenhydratlast sorgen für eine gute und lang anhaltende Sättigung. Sollte dennoch zwischendurch Hunger aufkommen, schaffen kleine Snacks schnell Abhilfe. Sie sollten allerdings nicht dazu verleiten, ständig etwas in den Mund zu stecken. Essen Sie sich daher bevorzugt bei den Hauptmahlzeiten satt.

Als kleine Zwischenmahlzeit eignen sich Nüsse, Trockenfrüchte, Studentenfutter, Kokosnussstücke oder -chips, Gemüsesticks oder -chips, Obst, hart gekochte Eier, Oliven oder saure Gurken (auf Zutatenliste achten). Ab und zu darf es auch mal ein kleines (!) Stückchen Schokolade sein. Die sollte jedoch einen hohen Kakaoanteil von mindestens 70 Prozent, besser noch von 85 Prozent haben, wodurch sich der Zuckergehalt erheblich reduziert.

Paleo außer Haus

Hier eine Geburtstagseinladung, da ein Treffen im Restaurant, dort eine längere Zug- oder Autofahrt oder ein Auswärtstermin. Bei der Außer-Haus-Verpflegung ist die Umsetzung der Paleo-Ernährung nicht immer ganz so einfach und man stößt mitunter an Grenzen. Eine gute und kreative Vorbereitung lässt Sie jedoch auch dann gut durch den Alltag kommen, wenn der heimische Herd außer Reichweite ist. Manchmal sind jedoch auch ein paar Kompromisse nötig.

Mit Paleo unterwegs

Heutzutage werden eher selten alle Mahlzeiten des Tages zu Hause eingenommen. Das bedeutet, entweder vorbereiten und mitnehmen oder sich unterwegs etwas besorgen. Mit der ersten Variante haben Sie den größtmöglichen Einfluss darauf, wie Ihre Mahlzeit zusammengestellt ist.

Für unterwegs – an den Arbeitsplatz oder auf Reisen – eignet sich eine Lunchbox mit selbst gemachten Speisen, die sich gut mitnehmen lassen:

- vorbereitete Mahlzeit oder Reste vom Vortag
- Hackfleischbällchen, kalter Braten
- kaltes Hähnchen- oder Putenschnitzel
- Lachs oder Forelle (geräuchert)
- hart gekochte Eier (auch ein Rührei mit Gemüse schmeckt kalt)
- Salat, Gemüsesticks, Oliven
- Paleo-Muffins oder -Waffeln
- Smoothies

Als Reserve für den Notfall können Sie auch folgende Dinge am Arbeits-platz oder im Auto deponieren:

- Frischobst oder Trockenfrüchte
- Nüsse
- dunkle Schokolade

Wenn Sie nichts dabei haben, gibt es immer noch die Möglichkeit, sich unterwegs etwas zu besorgen, was zwar nicht unbedingt zu 100 Prozent Paleo aber annähernd paleo-tauglich ist, z.B.:

- im Bio-Laden (manchmal gibt es dort auch einen Mittagstisch, wo vielleicht glutenfreie und/oder vegetarische/vegane – vegan, weil ohne Milchprodukte – Gerichte angeboten werden)
- beim Dönermann (Döner ohne Brot oder Pommes)
- im Fischladen (Heringssalat oder Lachs)
- am Imbisswagen (gegrilltes Hähnchen)
- im Fast-Food-Restaurant (Burger ohne Brötchen)

Paleo bei Einladungen

Hier kommt es sicher darauf an, beim wem Sie eingeladen sind. Sind Ihre Gastge-ber über Ihre Essgewohnheiten informiert und haben sie Verständnis dafür, ist es sicher kein Problem, vorher auszuloten, was es gibt und sich im Fall der Fälle etwas Geeignetes von zu Hause mitzubringen. Passen Sie aber auf, dass die anderen Gäste Ihnen Ihre köstlichen Paleo-Gerichte nicht einfach wegfuttern.

Bei offiziellen Anlässen oder weniger verständnisvollen Gastgebern kann es durchaus ratsam sein, auf das Lunchpaket unter dem Arm zu verzichten. Sie haben die Möglichkeit, gar nichts zu essen, möglichst verträgliche Speisen zu wählen oder sich einen Cheat-Day zu gönnen, natürlich nur unter der Voraussetzung, dass Sie nicht aus gesundheitlichen Gründen gänzlich auf bestimmte Lebensmittel/Inhaltsstoffe verzichten müssen.

Paleo im Restaurant

Fragen kostet nichts. Außer vielleicht ein bisschen Mut ... Erkundigen Sie sich beispielsweise, ob glutenhaltige Produkte verwendet werden, mit welchen Ölen gebraten wird und welche für die Salatsauce verwendet werden. Bestellen Sie Beilagen wie Nudeln oder Pommes frites ab und lassen Sie sich stattdessen mehr Gemüse oder Salat bringen. Ob Sie mit Ihren Fragen auch herausbekommen, woher Fleisch oder Fisch stammen oder ob Würzmittel mit Zusatzstoffen verwendet werden? Ein Versuch könnte sich lohnen ...

Vielleicht ist Ihnen ein Restaurantbesuch aber auch den einen oder anderen Kompromiss wert. Gemeinsame Mahlzeiten haben eine wichtige soziale Funktion. Sie sollen Freude bereiten und nicht in Stress ausarten. Schließlich ist Essen weit mehr als die bloße Aufnahme von Nährstoffen. Es muss ja nicht gleich die Currywurst mit Pommes oder das üppige Nudelgericht sein. Danach würden Sie sich vermutlich auch nicht besonders wohl fühlen.

Auf der nächsten Seite finden Sie ein paar Beispiele, wie Sie auch im Restaurant möglichst paleo-verträglich über die Runden kommen.

Im gut bürgerlichen Restaurant:

- Brühe mit Gemüseeinlage oder Eierstich
- Steak, gegrillte Hähnchenbrust mit Salat
- gegrillter Lachs mit Gemüse und/oder
- Spargel oder anderes Gemüse mit Schinken und Sauce hollandaise

Beim Italiener:

- Minestrone ohne Nudeln
- gegrillter oder gebratener Fisch oder Garnelen mit Gemüsebeilage
- gegrilltes oder gebratenes Fleisch mit Gemüsebeilage oder Salat
- Antipastiteller
- Salat mit Thunfisch, Ei und/oder Artischocken zum Selberanmachen

Beim Spanier:

- Salsa oder Guacamole
- Oliven, Datteln im Speckmantel
- frittierte oder eingelegte Sardinen
- gegrillte Garnelen- oder Fleischspieße
- Kartoffeln* mit scharfer Sauce

Beim Thailänder

- Currygerichte mit Kokosmilch und einer kleinen Portion Reis*

* falls Sie Kartoffeln oder Reis essen

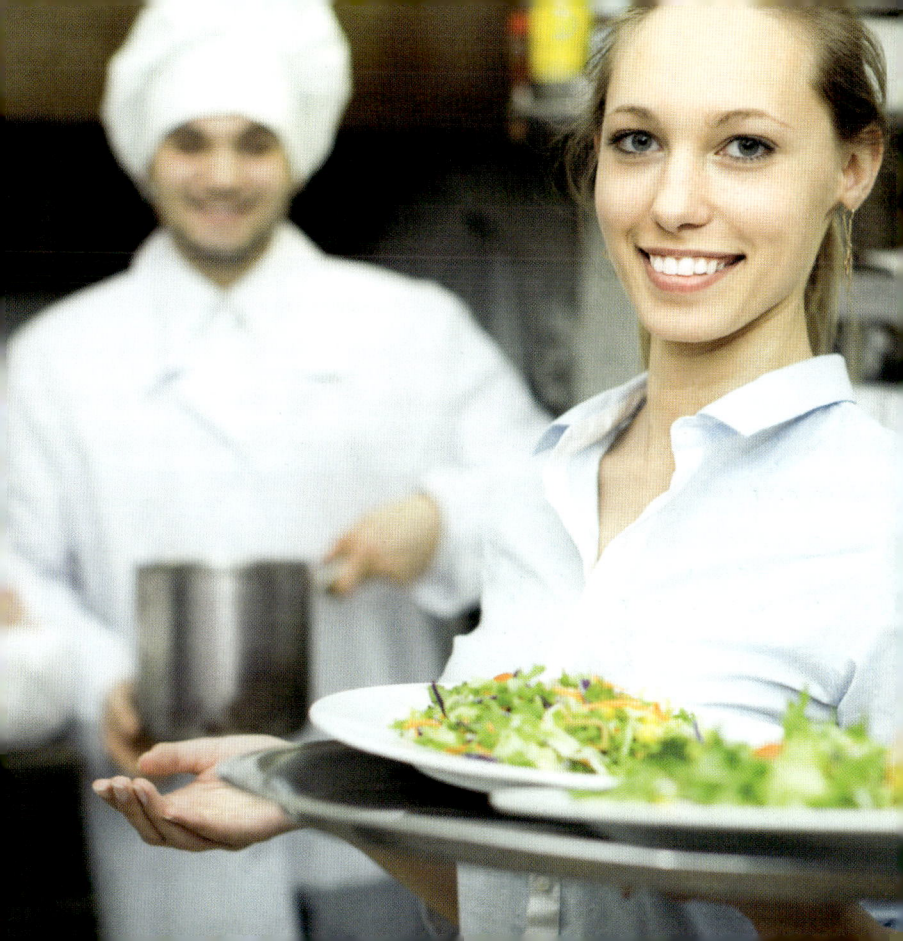

Besondere Umstände erfordern mehr Konsequenz

Es würde den Rahmen dieses kleinen Guides sprengen, detailliert auf Besonderheiten wie Allergien, Autoimmunerkrankungen oder weitere Gesundheitsbeeinträchtigungen einzugehen. Der Vollständigkeit halber sollen aber das Autoimmunprotokoll (AIP) und sogenannte FODMAP's erwähnt werden.

Autoimmunerkrankungen

Viele Menschen entscheiden sich für Paleo, weil sie gesundheitliche Beschwerden haben. Dazu gehören auch Menschen mit Autoimmunerkrankungen, die zahlreichen Berichten zufolge von einer Umstellung auf Paleo profitieren. Die positiven Effekte lassen sich bisweilen noch steigern, wenn – zusätzlich zu den nicht paleo-konformen – nachfolgend aufgeführte Lebensmittel gemieden werden:

- alle Arten von Milchprodukten (auch Butter und Ghee sowie Rohmilchprodukte)
- neben Getreide (inkl. Reis) auch Pseudogetreide wie Amaranth und Quinoa
- Nüsse und Samen (auch Kaffee und Kakao)
- Eier (vor allem Eiweiß)
- Nachtschattengewächse (u. a. Auberginen, Tomaten, Paprika, Kartoffeln (betrifft nicht die Süßkartoffel), Gewürze aus Paprika oder Chili)[7]
- Alkohol

---

7   siehe auch Autoimmun Caveat von Robb Wolf (»The Paleo Solution«) oder The Autoimmun Protocol von Sarah Ballentyne (www.thepaleomom.com)

Der Verzicht muss nicht unbedingt dauerhaft sein. Wenn sich das Immunsystem entsprechend erholt hat und eine symptomfreie Phase erreicht ist, können einzelne Komponenten versuchsweise und sehr sensibel wieder eingeführt werden, um auszutesten, was – zumindest in kleinen Mengen – vertragen wird. Laut Heidrun Schaller sind sofortige Erfolge grundsätzlich möglich, aber nicht unbedingt zu erwarten. Ihrer Ansicht nach erzielen diejenigen die schnellsten und besten Erfolge, die unmittelbar nach Diagnose ihrer Erkrankung mit dem Autoimmunprotokoll beginnen.

Der zu häufige Verzehr von Nachtschattengewächsen scheint laut Heidrun Schaller nicht nur für Menschen problematisch, die bereits an einer Autoimmunerkrankung leiden. Er kann auch die Entstehung einer Autoimmunerkrankung begünstigen oder auslösen.

Detaillierte Informationen zu Allergien und Autoimmunerkrankungen finden Sie unter anderem in »PaläoPower« von Sabine Paul, in »Die Paleo-Revolution« von Heidrun Schaller oder in »Das große Buch der Paleo-Ernährung« von Diane Sanfilippo (siehe Quellen und Leseempfehlungen ab Seite 114).

Unklare Verdauungsbeschwerden

Bei unklaren Verdauungsbeschwerden (z. B. Reizdarmsyndrom mit Blähungen, Bauchschmerzen, Durchfall oder Verstopfung), die nicht auf eine konkrete Darmerkrankung wie Zöliakie, Morbus Crohn oder Colitis ulcerosa zurückzuführen sind, können bestimmte Kohlenhydratarten, sogenannte fermentierbare Oligo-, Di- und Monosaccharide und Polyole (FODMAP = fermentable oligo-, di- and monosaccharides and polyols) ursächlich sein. Häufig ist hier Fruktose mit im Spiel (siehe Seite 36). Zu den FODMAP's gehören u. a.

- Gemüsesorten wie Pilze, Spargel, Lauch, Zwiebeln, Avocados und das Fleisch der Kokosnuss (gilt nicht für Kokosöl),
- Obst wie Äpfel, Birnen, Steinobst oder Wassermelonen,
- Milch sowie Milchprodukte, die Laktose enthalten.

Um die Lebensmittelauswahl durch den Verzicht auf alle FODMAP-reichen Lebensmittel nicht dauerhaft erheblich einzuschränken, können einzelne Gemüse- oder Obstsorten nach einer gewissen »Auszeit« wieder in den Speiseplan aufgenommen werden – ganz nach individueller Toleranz. Es scheint zudem sinnvoll zu sein, nicht zu viele FODMAP's gemeinsam zu verzehren, da hier ein gewisser Summierungseffekt beobachtet werden konnte, d.h. eine Sorte Gemüse oder Obst von der Liste macht noch keine Beschwerden, mehrere zusammen könnten das Fass zum Überlaufen bringen.

Wenn Sie sich genauer darüber informieren möchten, finden Sie im Internet eine Reihe deutscher Seiten mit Informationen zu einer FODMAP-armen Ernährung und entsprechende Lebensmittellisten.

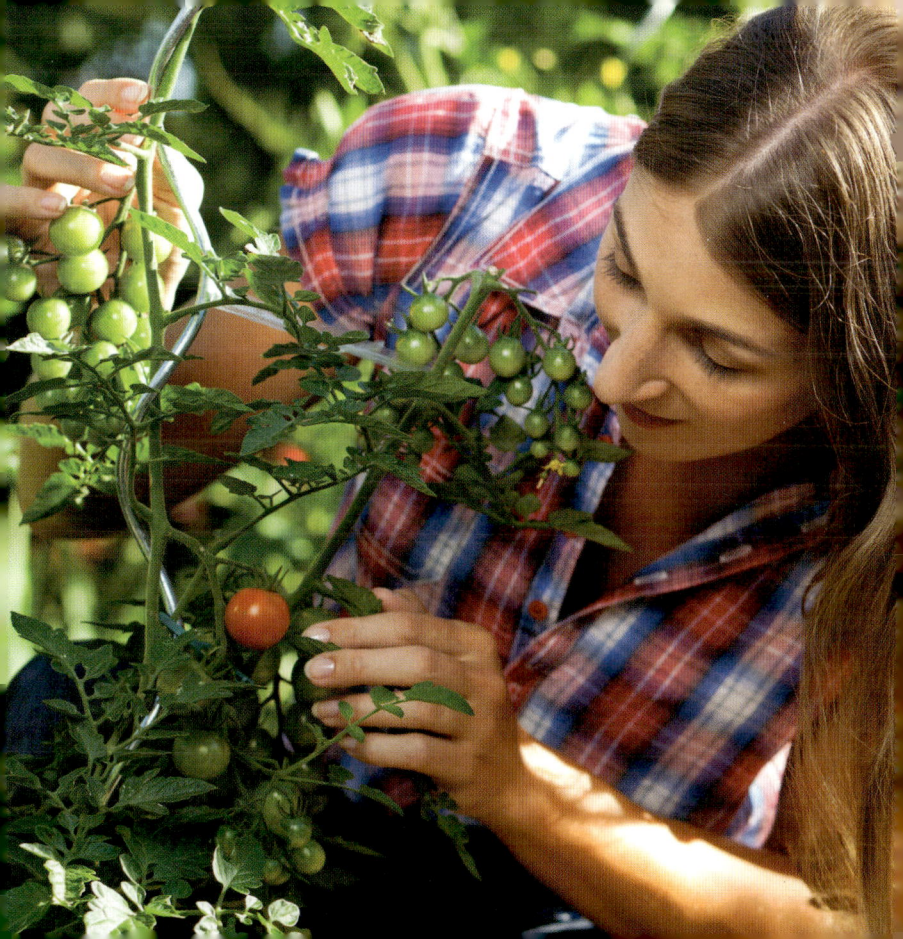

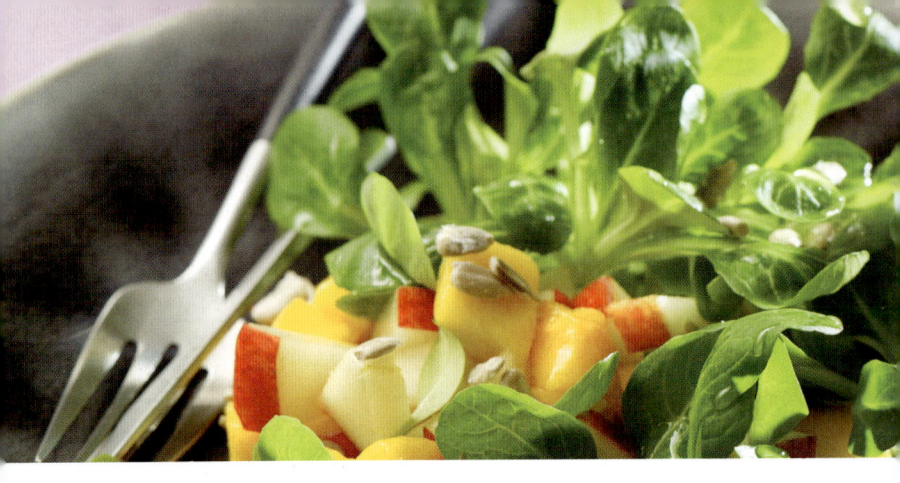

Paleo – auch für Vegetarier geeignet?

Immer mehr Menschen essen kein Fleisch, sei es aus gesundheitlichen, ökologischen oder ethischen Gründen oder weil sie es schlicht und einfach nicht mögen. In der Paleo-Ernährung rücken durch den Verzicht auf Getreide, Hülsenfrüchte und überwiegend auch auf Milchprodukte neben Gemüse und Obst vor allem Fleisch, Fisch und Eier als wichtige Nährstofflieferanten in den Mittelpunkt. Sie gewährleisten u. a. eine gute Eiweißversorgung. Diese könnte bei einer vegetarischen Umsetzung der Paleo-Ernährung infrage gestellt sein.

Da Vegetarier zwar kein Fleisch, meist aber Eier und teilweise auch Fisch essen, lässt sich darüber ein großer Teil des Eiweißbedarfs decken. Hinzu kommen kleinere Portionen Nüsse und Samen. Rohmilchprodukte wie Joghurt, Kefir oder Käse könnten das Eiweißrepertoire erweitern, ebenso wie der gelegentliche Verzehr von Quinoa, der ein vollständiges Aminosäureprofil zu bieten hat oder von Kartoffeln, die zwar nicht mit der Eiweißmenge von Quinoa, aber mit dessen Gehalt an essenziellen Aminosäuren mithalten können und in Kombination mit Ei für die Eiweißversorgung besonders interessant sind. Nach entsprechenden Vorkehrungen (Einweichen, Keimen, Kochen oder Fermentieren) könnten auch vereinzelt Hülsenfrüchte gegessen werden. Sojaprodukte, die in der vegetarischen Ernährung recht beliebt sind, sollten ausschließlich in der fermentierten Variante verzehrt werden (Tempeh, Miso). Bei allen in diesem Abschnitt genannten Lebensmitteln ist die individuelle Verträglichkeit vorausgesetzt. Wer gesundheitlich angeschlagen ist, sollte davon Abstand nehmen.

Paleo ist also – unter Umständen mit einigen Kompromissen, was den Verzehr von Milchprodukten, Pseudogetreide und Hülsenfrüchten angeht – auch in der vegetarischen Variante möglich. Eine vegane Paleo-Ernährung ist dagegen kaum oder gar nicht durchführbar, weil hier längerfristig Nährstoffdefizite zu erwarten sind.

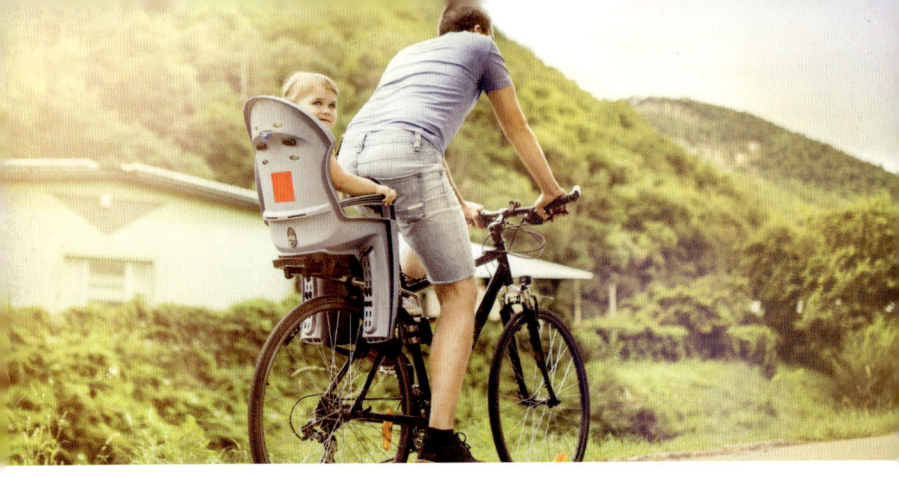

Mehr als nur eine natürliche, gesunde Ernährung

Eine natürliche Ernährung, die im Einklang mit unseren Genen steht, ist von unschätzbarem Wert für Leistungsfähigkeit, Wohlbefinden und Gesundheit. Aber zu einem gesunden Lebensstil gehört noch eine ganze Menge mehr. Damit ließe sich sicherlich ein ganzes Buch füllen, aber da der Schwerpunkt des Paleo-Guides auf Ernährung liegt, folgen zum Abschluss lediglich ein paar Blitzlichter auf einzelne Aspekte.

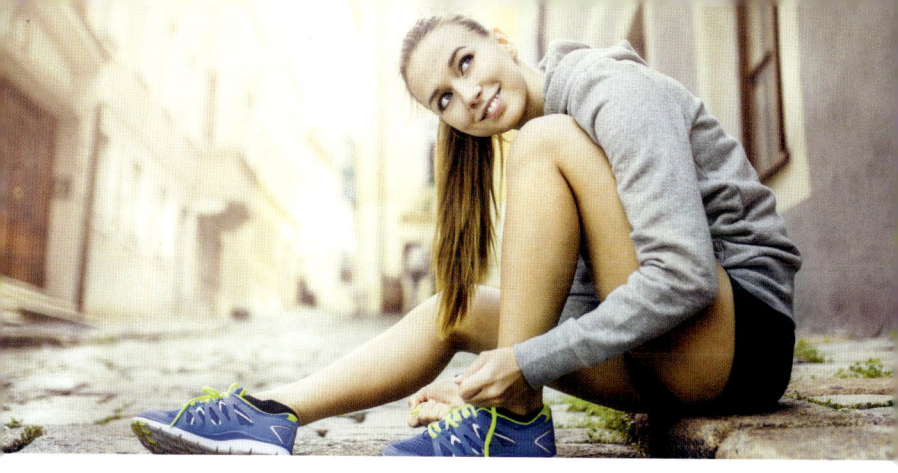

Bewegung

Lange Zeit waren Ernährung und Bewegung untrennbar miteinander verbunden. Dieses natürliche Gefüge ist inzwischen auseinandergebrochen.

Klettern, Robben, Hüpfen, Kriechen, Springen, Sprinten, Laufen, Rennen, Balancieren, Gehen, Schleichen, Heben und Werfen: All das gehörte zum täglichen Bewegungsprogramm unserer Vorfahren – um Nahrung zu beschaffen und die Behausungen instand zu halten. Heutzutage erinnert uns das allenfalls noch entfernt an unsere Kindheit. Inzwischen haben wir unseren natürlichen Bewegungsdrang gegen stundenlanges Stillsitzen in der Schule, am Arbeitsplatz, im Auto, vor dem PC oder dem Fernseher eingetauscht.

Grundsätzlich ist erst einmal jede Bewegung besser, als auf dem Sofa zu sitzen. Im Sinne von Paleo sollten jedoch möglichst viele verschiedene Bewegungsformen ausgeübt und in den Alltag integriert werden. Das lässt sich mit einer Kombination unterschiedlicher Sportarten erzielen.

Als empfehlenswert pro Woche gelten:

- drei Einheiten leichtes Ausdauertraining (ca. 30 bis 90 Minuten): z. B. Spazieren- gehen, Wandern, Walken, Joggen, Schwimmen, Radfahren, Rudern, Tanzen

- zwei kurze intensive Krafteinheiten (ca. 20 bis 30 Minuten); dafür müssen Sie nicht unbedingt ins Fitnessstudio oder sich teure Geräte zulegen, es gibt eine Menge Kraftübungen, die man zu Hause ohne großen Aufwand durchführen kann

- ab und zu ein kurzer Sprint, zum Beispiel während des Joggens oder Radfahrens

- ein bis zwei Einheiten für eine bessere Beweglichkeit, z. B. Yoga oder Dehnübungen

Generell sollten Sie jede Gelegenheit zur Bewegung nutzen, am besten in der freien Natur. Strenge Trainingspläne sind aber meist kontraproduktiv. Hier ist es ebenso wie beim Essen: Hören Sie auf Ihr Körpergefühl und entscheiden Sie, wann Ihnen was gut tut. Wer weiß: Vielleicht haben Sie ja schon bald Lust, beim Spaziergang auf einem Baumstamm zu balancieren, barfuß über eine Sommerwiese zu laufen und Purzelbäume zu schlagen oder mit Ihren Kindern um die Wette zu laufen.

Erholsamer Schlaf und Regeneration

Mit den Hühnern aufstehen und ins Bett gehen, ein oder zwei Tage mit vollem Einsatz arbeiten, es ein oder zwei Tage etwas ruhiger angehen lassen und dann einen oder zwei ruhige Tage zur Erholung nutzen … das entspräche unserem natürlichen Rhythmus im Einklang mit unseren Genen. Moderne Lebensbedingungen lassen das heutzutage jedoch nur selten zu und unsere Schlaf- und Regenerationszeiten werden häufig auf ein Mindestmaß reduziert. Dabei sind regelmäßige Erholungsphasen und Auszeiten unverzichtbar, wenn wir leistungsfähig und gesund bleiben wollen. Und dafür lässt sich – bei allen Einflüssen von außen – durchaus eine ganze Menge tun.

Meist bestimmt der Wecker, wann die Nacht vorbei ist. Wenn Sie Gelegenheit dazu haben, trainieren Sie doch mal, von selbst zu einer bestimmten Zeit wach zu werden. Das setzt natürlich voraus, dass Sie nicht erst zu nachtschlafender Zeit ins Bett gehen und noch im »Koma« liegen, wenn es Zeit zum Aufstehen ist. Versuchen Sie zudem, vor dem Schlafengehen bestmöglich zur Ruhe zu kommen. Nutzen Sie, sofern möglich, das natürliche Tief am frühen Nachmittag für ein kleines Nickerchen, um danach umso erfrischter wieder ans Werk zu gehen.

Gönnen Sie sich außerdem regelmäßige Auszeiten vom hektischen Alltagsgeschehen und reservieren Sie Zeit, um abzuschalten, zu entspannen und Kraft zu tanken – und sei es auch nur dafür, einen halben oder ganzen Tag zu verbummeln. Ohne schlechtes Gewissen!

Sonne und frische Luft

Die Sonne lacht! Und was tun wir? Wir verbringen die meiste Zeit des Tages drinnen, häufig bei künstlichem Licht. Und wenn es uns doch nach draußen zieht, dann sorgen wir mit Kleidung und hohen Lichtschutzfaktoren dafür, dass kaum ein Sonnenstrahl die Chance hat, unsere Haut zu berühren. Das ist wohlgemerkt kein Aufruf, sich hemmungslos in die Sonne zu knallen und einen Sonnenbrand nach dem anderen zu riskieren. Aber ein Aufruf, das Schattendasein häufiger hinter sich zu lassen und regelmäßig Sonne zu tanken. Das sorgt für eine gute Vitamin-D-Versorgung und damit für gesunde Zellen und einen Schutz vor zahlreichen Erkrankungen. Sonnenlicht erfüllt uns außerdem mit Energie, lässt uns kreativer und produktiver werden und macht gute Laune. Da es Sonne nur an der frischen Luft gibt, tun Sie auch gleich noch etwas für Ihre Sauerstoffversorgung.

In diesem Sinne: Auf geht's mit Paleo! Auf dem Teller und auch sonst.

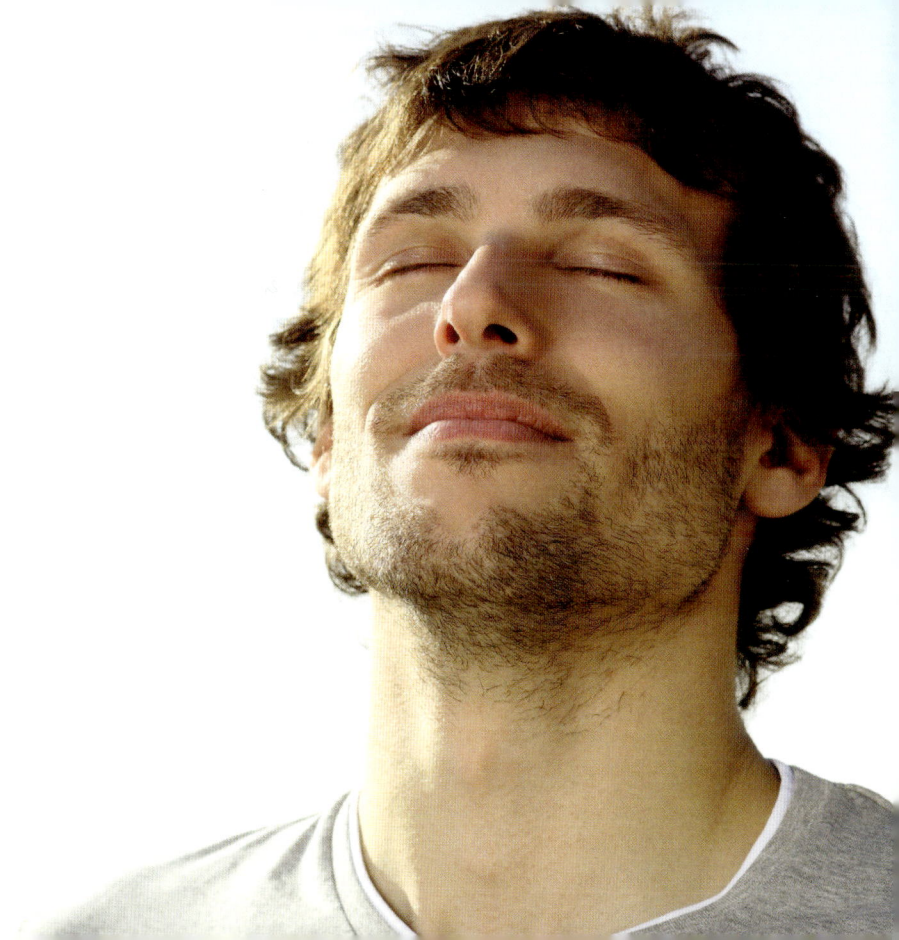

Quellenangaben und Leseempfehlungen

Paleo-Literatur:

Cordain, Loren (Prof. Dr.): Die Paleo-Ernährung. Das revolutionäre Ernährungs- und Lifestylekonzept für Fitness, Gesundheit und Gewichtsmanagement. Deutscher Trainer Verlag, Köln. 2. Auflage Juli 2014

Dollé, Romy: Der Paleo-Code. pure food, pure training. systemed Verlag, Lünen. 2014

Dollé, Romy: Früchtewampe. systemed Verlag, Lünen. 2015

Hartwig, Dallas und Melissa: Alles beginnt mit Essen. Gesund, fit und schlank durch Paläo-Ernährung. riva Verlag, München. 2015

Junker, Thomas; Paul, Sabine: Der Darwin-Code. Die Evolution erklärt unser Leben. Verlag C. H. Beck oHG, München. 2. Auflage, 2009

Paul, Sabine (Dr.): PaläoPower. Das Wissen der Evolution nutzen für Ernährung, Gesundheit und Genuss. Verlag C. H. Beck oHG, München. 2., durchgesehene Auflage, 2013.

Paul, Sabine (Dr.): Das PaläoPower-Kochbuch. Energie und Lebensfreude aus der Steinzeitküche. Verlag C. H. Beck oHG, München. 2014

Richter, Nico: Paleo – Power for Life. 115 Rezepte aus der modernen Steinzeitküche. Christian Verlag GmbH, München. 5. Auflage, 2015

Sanfilippo, Diane et al.: Das große Buch der Paläo-Ernährung. riva Verlag, München. 2. Auflage, 2015

Schaller, Heidrun: Die Paleo-Revolution. Gesund durch Ernährung im Einklang mit unserem genetischen Erbe. books4success. März 2015

Sisson, Mark: Gesundheitsgeheimnisse aus der Steinzeit. Das revolutionäre Primal Health-Konzept. Goldmann Verlag, München. Deutsche Erstausgabe März 2015

Wolf, Robb: The Paleo Solution. The Original Human Diet. Victory Belt Publishing, 2010

Worm, Nicolai (Dr.): Syndrom X oder Ein Mammut auf den Teller! Mit der Steinzeitdiät aus der Wohlstandsfalle. systemed Verlag, Lünen. 9. Auflage, 2001–2012

Sonstige verwendete Literatur:

Gonder, Ulrike und Worm, Nicolai (Dr.): Mehr Fett! Warum wir mehr Fett brauchen, um gesund und schlank zu sein. systemed Verlag, Lünen. 2. Auflage, 2010

Gonder, Ulrike; Lemberger, Heike; Worm, Nicolai (Dr.): Fett-Guide. systemed Verlag, Lünen. 2012

Lemberger, Heike; Mangiameli, Franca; Worm, Nicolai (Dr.): Eiweiß-Guide. systemed Verlag, Lünen. 2014

Worm, Nicolai (Dr.) und Segler, Kirsten: Volkskrankheit Fettleber. Verkannt, verharmlost, heilbar. systemed Verlag, Lünen. 2014

Informative deutschsprachige Blogs:

- http://www.paleo360.de
- http://blog.paleosophie.de
- http://www.urgeschmack.de

Sonstige Links:

- http://www.palaeo-gesellschaft.de

Bezugsquellen

Nachfolgend finden Sie einige Bezugsquellen für besondere Lebensmittel:

Wildkräuter

- http://www.wildkraeutergarten.de/html/versand.htm
- http://www.wilde-7.de

Wild

- https://www.wild-fleisch.de
- http://www.wildfleisch-online-bestellen.de

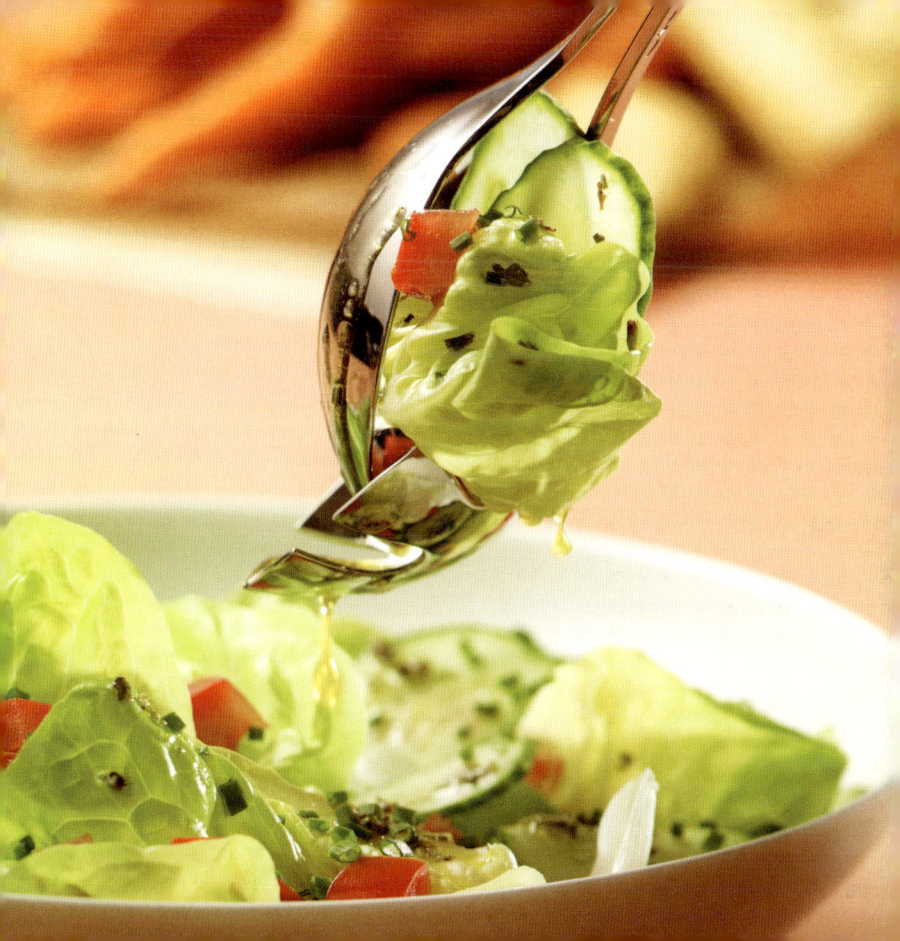

Für Ihre Notizen

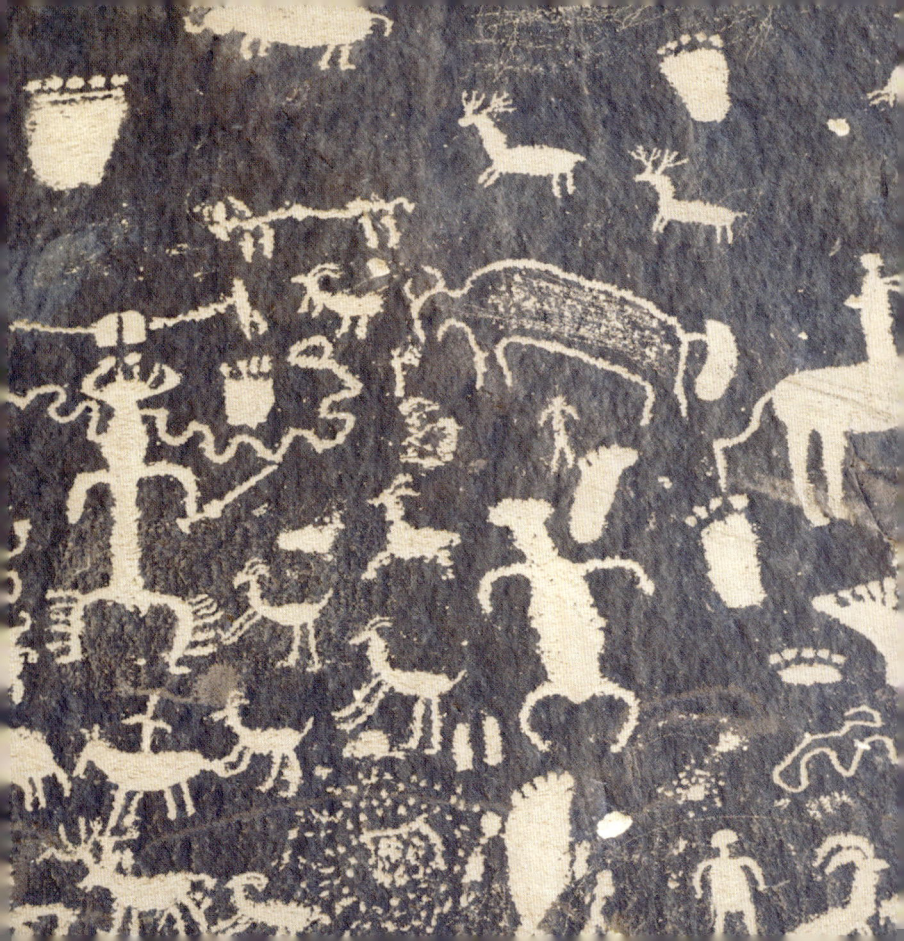

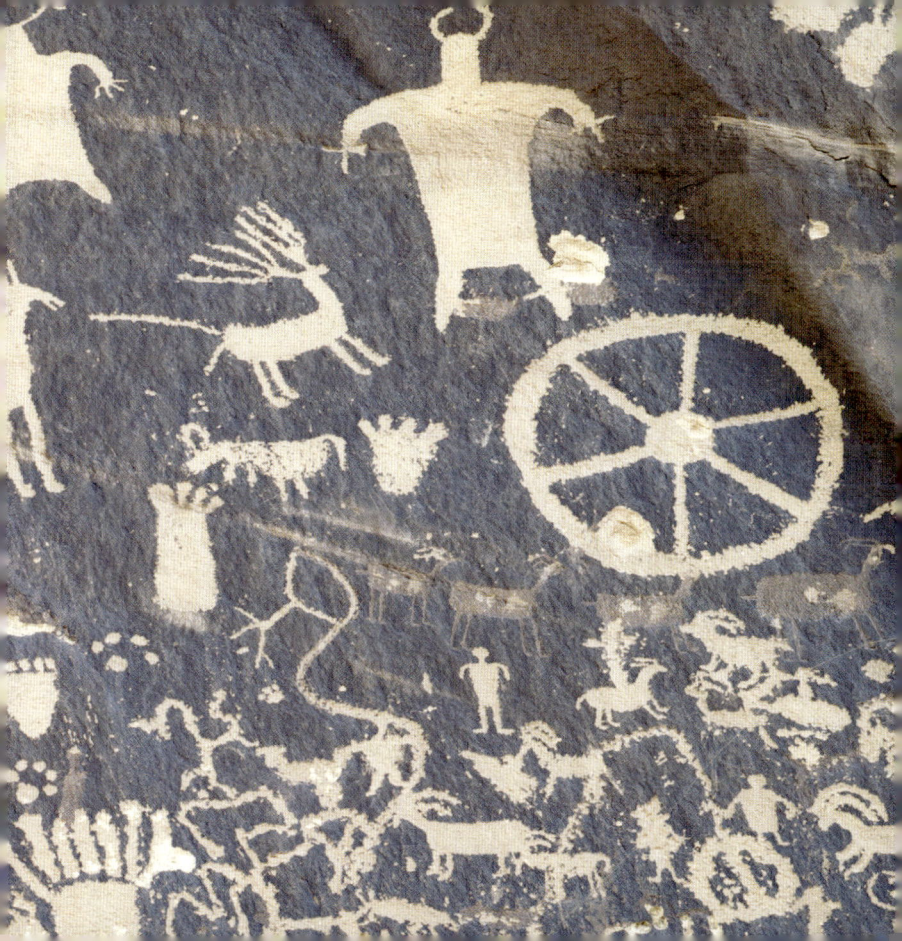

Glücklich und schlank.
Mit viel Eiweiß und an Vitaminen reichem Fett.
Das komplette LOGI-Basiswissen.
Mit umfangreichem Rezeptteil.
Dr. Nicolai Worm
978-3-942772-96-9 **19,99 €**

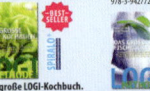

Das große LOGI-Grillbuch.
120 heiß geliebte Grillrezepte
rund um Gemüse, Fisch und Fleisch.
Ein Fest für LOGI-Freunde.
Heike Lemberger
Franca Mangiameli
978-3-942772-12-9 ~~18,99 €~~ **15,99 €**

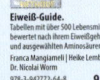

Eiweiß-Guide.
Tabellen mit über 500 Lebensmitteln
bewertet nach ihrem Eiweißgehalt
und ausgewählten Aminosäuren.
Franca Mangiameli | Heike Lemberger
Dr. Nicolai Worm
978-3-942772-64-8 **9,99 €**

Der LOGI-Muskel-Coach.
Die ultimative Sporternährung für
Muskelaufbau und Ausdauertraining.
Dr. Torsten Albers | Dr. Nicolai Worm
Kirsten Segler
978-3-942772-13-6 **19,99 €**

Die LOGI-Jubiläumsbox.
10 erfolgreiche, glückliche und schlanke
Jahre mit der LOGI-Methode.
Enthält DIE drei Standardwerke rund um
die LOGI-Methode zum Jubiläumspreis:
- Glücklich und schlank.
- Das große LOGI-Kochbuch.
- Das neue große LOGI-Kochbuch.
Dr. Nicolai Worm | Franca Mangiameli
Heike Lemberger
978-3-927372-68-9 **50,00 €**
(erhältlich solange der Vorrat reicht)

**Syndrom X oder
Ein Mammut auf den Teller!**
Mit Steinzeitdiät aus der Wohlstandsfalle.
Dr. Nicolai Worm
978-3-927372-23-8 **19,90 €**

Das große LOGI-Kochbuch.
120 raffinierte Rezepte zur Ernährungs-
revolution von Dr. Nicolai Worm.
Mit exklusiven LOGI-Kompositionen der
Spitzenköche Alfons Schuhbeck,
Vincent Klink, Ralf Zacherl, Christian
Henze und Andreas Gerlach.
Franca Mangiameli
978-3-942772-79-2 **19,99 €**

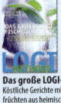

Das große LOGI-Fischkochbuch.
Köstliche Gerichte mit Fisch und Meeres-
früchten aus heimischen Gewässern und
aus aller Welt.
S. Thiel | A. Fischer
978-3-942772-07-5 ~~18,99 €~~ **15,99 €**

Fett Guide.
Wie viel Fett ist gut genug? Welches
Fett wofür? Tabellen mit über 500
Lebensmitteln, bewertet nach ihrem
Fettgehalt und ihrer Fettqualität.
Heike Lemberger | Ulrike Gonder
Dr. Nicolai Worm
978-3-942772-09-9 **7,49 €**

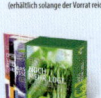

**Mehr vom Sport!
Low-Carb und LOGI in der
Sporternährung.**
Unter Mitwirkung zahlreicher
Spitzensportler: Boxweltmeister Felix
Sturm, Schwimmprofi Mark Warnecke,
Leichtathlet Danny Ecker und viele mehr.
Clifford Opoku-Afari | Dr. Nicolai Worm
Heike Lemberger
978-3-927372-41-2 **19,95 €**

Heilkraft D.
Wie das Sonnenvitamin vor Herzinfarkt, Krebs und anderen Zivilisationskrankheiten schützt.
Dr. Nicolai Worm
978-3-927372-22-1 **15,95 €**

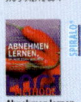

Das neue große LOGI-Kochbuch.
120 neue Rezepte – auch für Desserts,
Backwaren und vegetarische Küche.
Jede Menge LOGI-Tricks und die klügsten
Alternativen zu Pizza, Pommes und Pasta.
Franca Mangiameli | Heike Lemberger
978-3-942772-89-1 **19,99 €**

**Vegetarisch kochen mit
der LOGI-Methode.**
LOGI ohne Fisch und Fleisch? Na klar!
80 innovative und kreative LOGI-Veggie-
Rezepte. Weisige Kohlenhydrate – glutenfrei! Mit vielen veganen Rezeptalternativen.
Susanne Thiel | Dr. Nicolai Worm
978-3-942772-02-0 **NEU** **6,99 €**

LOGI-Guide.
Tabellen mit über 500 Lebensmitteln,
bewertet nach ihrem glykämischen Index
und ihrer glykämischen Last.
Franca Mangiameli
Dr. Nicolai Worm | Andra Knauer
978-3-942772-02-0 **6,99 €**

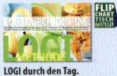

**LOGI und Low Carb
in der Sporternährung.**
Glykämischer Index und Low Carb
Last – Einfluss auf Gesundheit und
körperliche Leistungsfähigkeit.
Jan Prinzhausen
978-3-927372-30-6 **24,90 €**

Die Schlafmangel-Fett-Falle.
... wie Sie trotzdem gesund und schlank
bleiben.
Dr. Nicolai Worm
978-3-927372-94-8 ~~19,95 €~~ **4,99 €**

**Abnehmen lernen.
In nur zehn Wochen!**
Das intelligente LOGI-Power-Programm
zur dauerhaften Gewichtsreduktion.
Mit diesem Tagebuch werden Sie Ihr
eigener LOGI-Coach!
Heike Lemberger
Franca Mangiameli
978-3-942772-59-4 ~~18,99 €~~ **15,95 €**

**Leicht abnehmen!
Geheimrezept Eiweiß.**
Gewicht verlieren mit Eiweiß und
Formula-Mahlzeiten. Und dann:
gesund und schlank auf Dauer mit LOGI.
Dr. Hardy Walle | Dr. Nicolai Worm
978-3-942814-009-7 **19,99 €**

Die LOGI-Kochkarten.
Die besten LOGI-Rezepte.
Einfühlsreich, einfach, preiswert.
978-3-942772-54-9 **12,99 €**

**Das große LOGI-Familien-
kochbuch.**
Die LOGI-Ernährungsmethode für die
ganze Familie in Theorie und Praxis.
Mit 100 tollen Rezepten, die auch Kindern
schmecken.
Marianne Botta | Dr. Nicolai Worm
978-3-95814-016-5 **19,99 €**

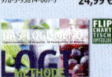

LOGI durch den Tag.
Kombinieren Sie Ihren LOGI-Abnehmplan
aus 50 Frühstücken, 50 Mittagessen
und 50 Abendessen. Maximale Sättigung
mit weniger als 1.600 Kalorien
und 80 Gramm Kohlenhydraten pro Tag!
Franca Mangiameli
978-3-95814-007-3 **24,99 €**

Das Fastenbuch.
Die besten Fastenkuren für jeden Typ.
Anna Cavelius
978-3-927372-85-6 **19,99 €**

**Das große LOGI-Back- und
Dessertbuch.**
Über 100 raffinierte Dessertrezepte,
die Sie niemals für möglich gehalten
hätten. So macht Leben nach LOGI
noch mehr Spaß!
Mit inklusivem Stevia-Extrakapitel.
Franca Mangiameli | Heike Lemberger
978-3-942772-66-5 **19,95 €**

**Leicht abnehmen!
Das Rezeptbuch.**
Gewicht verlieren mit Eiweiß und Formula-
Mahlzeiten. Und für darauf: 70 einfache
und abwechslungsreiche LOGI-Rezepte.
Dr. Hardy Walle
978-3-927372-40-5 **12,95 €**

Endlich schlank ohne Diät.
Erfolgreich abnehmen ohne Jo-Jo-Effekt
und Kalorienzählen – nach dem
LOGI-Erfolgsrezept von Dr. Nicolai Worm.
Anna Cavelius
978-3-942772-10-5 ~~9,99 €~~ **7,49 €**

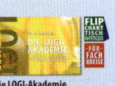

#POWERFÜRDICH.
Trainiert, schlank & sexy.
Das 12-Wochen-Programm von
Promi-Trainer Cliff.
Clifford Opoku-Afari
978-3-95814-001-1 **14,99 €**

Das LOGI-Menü.
Logisch kombiniert: 50 Vorspeisen,
50 Hauptgerichte, 50 Desserts.
Franca Mangiameli
978-3-95814-006-6 **24,99 €**

**LOGI im Alltag, in der Praxis
und in der Klinik.**
Andra Knauer
978-3-927372-33-0 **6,99 €**

Die LOGI-Akademie.
LOGI lehren – LOGI verstehen.
Ein Leitfaden zur Patientenschulung
zum Selbststudium.
Franca Mangiameli
978-3-927372-59-7 ~~49,99 €~~ **34,99 €**

**Bauch, Beine, Po – das
LOGI-Workout für Frauen.** (DVD)
Inklusive ausführlichem Booklet.
M. Maier | Dr. N. Worm
978-3-927372-98-6 ~~14,95 €~~ **8,99 €**

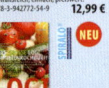

Noch mehr LOGI.
Die LOGI-Fisch-, -Back- und -Grillbox.
Über 400 raffinierte Rezepte.
Die Box beinhaltet:
- das große LOGI-Fischkochbuch
- das große LOGI-Grillbuch
- das große LOGI-Back-und -Dessertbuch
Heike Lemberger | Franca Mangiameli
Susanne Thiel | Anna Fischer
978-3-942772-48-8 **45,00 €**
(erhältlich solange der Vorrat reicht)

Campus Food.
Vegane Studentenküche.
Anne Bühring | Kurt-Michael Westermann
978-3-942772-21-1 **12,00 €**

*Seit Juli 2014
erscheinen unsere
beliebten LOGI-
Kochbücher in
der praktischen
verdeckten
Spiralbindung.

Low-Carb – Low-Budget.
Kohlenhydratbilanzierte Küche
für den kleinen Geldbeutel.
Wolfgang Link | Dr. med. Jürgen Voll
978-3-942772-65-5 **7,99 €**

Low-Carb für Sportler.
30 kohlenhydratreduzierte Gerichte für
den Sportler.
Wolfgang Link | Dr. med. Jürgen Voll
978-3-942772-91-4 **7,99 €**

Low-Carb kalte Küche.
40 kohlenhydratarme Rezepte
ohne zu kochen.
Manuela Oehninger Suter
978-3-95814-021-9 **7,99 €**

Low-Carb unterwegs.
40 Rezepte für die Reise und zum
Mitnehmen.
Franca Mangiameli | Heike Lemberger
978-3-942772-66-2 **7,99 €**

Low-Carb-Desserts.
40 Desserts mit wenig Kohlenhydraten.
Wolfgang Link
978-3-942772-95-2 **7,99 €**

Low-Carb-Aufläufe.
40 kohlenhydratarme Rezepte aus dem
Ofen & Wissenswertes zu Auflaufformen.
Wolfgang Link
978-3-95814-022-6 **7,99 €**

Low-Carb vegan.
40 Rezepte ohne tierische Lebensmittel.
Franca Mangiameli | Heike Lemberger
978-3-942772-68-6 **7,99 €**

Low-Carb-Pfannengerichte.
40 Rezepte für die schnelle Pfanne mit
wenig Kohlenhydraten.
Wolfgang Link
978-3-942772-93-8 **7,99 €**

Low-Carb-Backen für den Alltag.
22 kohlenhydratarme, einfache und 100%
funktionierende Rezepte für Kuchen und Kekse.
Beate Strecker
978-3-95814-033-2 **7,99 €**

Low-Carb in 15 Minuten.
40 »leichte« Schnellrezepte zum Genießen.
Wolfgang Link
978-3-942772-75-4 **7,99 €**

**Low-Carb bei Nahrungsmittel-
unverträglichkeit.**
30 Rezepte bei Laktoseintoleranz/
Fruktoseintoleranz/Zöliakie.
W. Link | Dr. med. J. Voll
978-3-942772-74-7 ~~7,99 €~~ **4,99 €**

Low-Carb für den Hund.
Artgerechte Hundeernährung mit wenig
Kohlenhydraten – Wissen, Tipps und Rezepte.
Ursula Bien
978-3-95814-011-0 **7,99 €**

Low-Carb-Powerwoche.
In 7 Tagen Vitalität gewinnen und
Gewicht verlieren.
Wolfgang Link | Dr. med. Jürgen Voll
978-3-942772-87-7 **7,99 €**

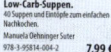

Low-Carb vegetarisch.
40 vegetarische Rezepte
ohne Fisch und Fleisch.
Wolfgang Link
978-3-95814-005-9 **7,99 €**

**Low-Carb in der
Schwangerschaft.**
Gesundheit mit wenig Kohlenhydraten
für Mutter und Baby.
Annett Schmittendorf
978-3-942772-72-3 **7,99 €**

Low-Carb-Suppen.
40 Suppen und Eintöpfe zum einfachen
Nachkochen.
Manuela Oehninger Suter
978-3-95814-004-2 **7,99 €**

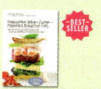

**Krebszellen lieben Zucker –
Patienten brauchen Fett.**
Gezielt essen für mehr Kraft und
Lebensqualität bei Krebserkrankungen.
Prof. Dr. Ulrike Kämmerer
Dr. Christina Schlatterer | Dr. Gerd Knoll
978-3-927372-90-0 **24,99 €**

Stopp Alzheimer!
Wie Demenz vermieden und behandelt
werden kann.
Dr. Bruce Fife
978-3-942772-86-0 ~~24,99 €~~ **20,00 €**

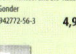

Das Beste aus der Kokosnuss.
Natives Bio-Kokosöl und Bio-Kokosmehl.
Ulrike Gonder
978-3-942772-56-3 **4,99 €**

Ketogene Ernährung bei Krebs.
Der aktuelle Stand der Erkenntnisse bei
Tumorerkrankungen.
Prof. Dr. Ulrike Kämmerer
Dr. Christina Schlatterer | Dr. Gerd Knoll
978-3-942772-43-3 **14,99 €**

**Stopp Alzheimer!
Praxisbuch.**
Wie Demenz vermieden und behandelt
werden kann. Mit zahlreichen Rezepten,
Mental-Test sowie Warenkunde und
Kohlenhydrattabellen.
Dr. Bruce Fife
978-3-942772-27-3 **12,99 €**

Kokosöl (nicht nur) fürs Hirn!
Wie das Fett der Kokosnuss helfen kann,
gesund zu bleiben und das Gehirn
vor Alzheimer und anderen Schäden zu
schützen.
Ulrike Gonder
978-3-942772-38-9 **5,99 €**

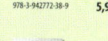

**KetoKüche für Einsteiger:
Rezepte & Kraftshakes.**
50 ketogene Rezepte, die schmecken.
Dorothee Stoth | Ulrike Gonder
978-3-942772-42-6 **14,99 €**

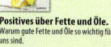

Positives über Fette und Öle.
Warum gute Fette und Öle so wichtig für
uns sind.
Ulrike Gonder
978-3-942772-57-0 **4,99 €**

Alle 3 Bücher im Paket
978-3-942772-55-6 **12,00 €**

KetoKüche zum Genießen.
Mit gesunden Gewürzen und Kokosnuss.
Über 100 ketogene Rezepte für Genießer.
Bettina Matthaei | Ulrike Gonder
978-3-942772-44-0 **19,99 €**

KetoKüche kennenlernen.
Die ketogene Ernährung in Theorie
und Praxis.
Ulrike Gonder | Anja Leitz
978-3-942772-80-8 **7,99 €**

Das angesagte,
neue Ernährungs-
thema im
systemed Verlag:
Gezielt essen bei
Krebserkrankungen,
Alzheimer und
Demenz mit keto-
gener Ernährung.

KetoKüche mediterran.
90 kohlenhydratarme Gerichte rund um
das Mittelmeer.
Bettina Matthaei
978-3-95814-044-8 **19,99 €**

Praxisbroschüre
Rezepte zur Unterstützung
einer ketogenen Ernährung
für Krebspatienten.
Prof. Ulrike Kämmerer | Nadja Pfetzer
(erhältlich nur beim Verlag) **6,90 €**

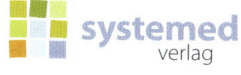

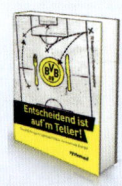

Das Hatha Yoga Praxisbuch.
Für Einsteiger und Fortgeschrittene.
Marcel Anders-Hoeppen
978-3-95814-035-6 **29,99 €**

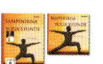

Yoga von Kopf bis Fuß.
5-Minuten-Übungen aus dem Sampoorna Hatha Yoga.
Die Box beinhaltet:
- Augenentspannung (CD)
- Gleichgewicht (CD)
- Oberen Rücken stärken (CD)
- Unteren Rücken stärken (CD)
- Bauchmuskulatur stärken (CD)
Marcel Anders-Hoeppen
978-3-942772-45-7 ~~**30,00 €**~~ **15,00 €**
(erhältlich solange der Vorrat reicht!)

Sampoorna Hatha Yoga Stunde. (DVD)
Stufe 1
Marcel Anders-Hoeppen
978-3-927372-64-1 **17,95 €**

Sampoorna Hatha Yoga Stunde.
Stufe 1
Marcel Anders-Hoeppen
978-3-927372-65-8 ~~**14,95 €**~~ **9,79 €**

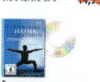

Nada-Yoga-Musik-Reihe.
Marcel Anders-Hoeppen
Eternal OM (CD)
978-3-942772-16-7 **9,99 €**
Shanti (CD)
978-3-942772-29-7 **9,99 €**
Runterkommen (CD)
978-3-942772-17-4 **9,99 €**
Gelassenheit (CD)
978-3-942772-15-0 **9,99 €**

Sampoorna Hatha Yoga Stunde. (DVD)
Leichte Mittelstufe
Schwerpunkt: Dehnung der Hüften
Marcel Anders-Hoeppen
978-3-942772-04-4 **17,95 €**

Hatha Yoga Stunde. (DVD)
Leichte Mittelstufe
Schwerpunkt: Kraftaufbau
Marcel Anders-Hoeppen
978-3-927372-84-9 **17,99 €**

Hebammen Yoga.
Übungen zur Geburtsvorbereitung und Rückbildung. Inkl. Mantra-Audio-CD.
Marcel Anders-Hoeppen
978-3-927372-99-3 ~~**19,95 €**~~ **5,99 €**

Hebammen Yoga. (Doppel-CD)
Übungen zur Geburtsvorbereitung und Rückbildung.
Marcel Anders-Hoeppen
978-3-942772-03-7 **16,95 €**

Die Yogi-Methode.
30-Tage-Challenge zur Achtsamen Ernährung.
Vegan – ayurvedisch – yogisch.
Marcel Anders-Hoeppen
978-3-942772-69-3 **19,99 €**

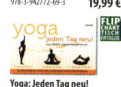

Yoga: Jeden Tag neu!
Über 100.000 mögliche Kombinationen für Übungssequenzen von 3 bis 10 Minuten.
Marcel Anders-Hoeppen
978-3-927372-69-6 ~~**20,00 €**~~ **13,99 €**

Sonnengruß, Teil 1. (DVD + CD)
Das perfekte Workout.
Marcel Anders-Hoeppen
978-3-927372-77-1 ~~**19,99 €**~~ **10,95 €**

Sonnengruß, Teil 2. (DVD + CD)
Der perfekte Stressabbau.
Marcel Anders-Hoeppen
978-3-927372-97-9 ~~**19,95 €**~~ **9,99 €**

Besser schlafen. (CD)
Entspannung für die Nacht.
Marcel Anders-Hoeppen
Gut schlafen. (CD)
Entspannung für die Nacht.
978-3-927372-62-7 **9,95 €**
Kraft tanken. (CD)
Entspannung für den Tag.
978-3-927372-61-0 **7,99 €**

Rücken fit.
Das 30-Tage-Programm für einen schmerzfreien Rücken in nur fünf Minuten pro Tag. Inklusive Übungs-DVD.
Marcel Anders-Hoeppen
978-3-942772-53-2 ~~**19,99 €**~~ **14,99 €**

Augenentspannung (CD)
978-3-927372-71-9 **8,95 €**
Gleichgewicht (CD)
978-3-927372-72-6 **8,95 €**
Oberen Rücken stärken (CD)
978-3-927372-73-3 **8,95 €**
Unteren Rücken stärken (CD)
978-3-927372-74-0 **8,95 €**
Bauchmuskulatur stärken (CD)
978-3-927372-75-7 **8,95 €**

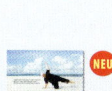

Anti-Stress-Yoga.
Kartenbox mit 18 Rezepten und 56 Asanas.
Petra Orzech
978-3-942772-85-3 **14,99 €**

Der Glücksvertrag
Das 21-Tage-Programm. Ein glückliches Leben in Balance dank einer Formel aus Psychologie und fernöstlicher Heilkunst. Inklusive DVD.
A. Mehta | G. Brüggemann
978-3-927372-14-3 **5,99 €**

Mut zur Trennung.
Plädoyer für eine mutige und produktive Entscheidung – Kinder brauchen Aufrichtigkeit.
Jutta Martha Beiner
978-3-942772-47-1 ~~**13,99 €**~~ **9,59 €**

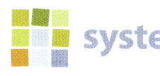

Yoga X-Large.
Auch Dicke können Yoga machen! Yoga- und Bewusstheitsübungen für Menschen mit Plus-Size-Körpern.
Birgit Feliz Carrasco
978-3-942772-77-8 **17,99 €**

Die Anti-Stress-Ernährung.
Die LOGI-Methode zur Stressbewältigung. Mehr Power für den Körperzellen.
Uschi Eichinger | Kyra Hoffmann
978-3-942772-67-9 **19,99 €**

Schlank durch Achtsamkeit.
Durch inneres Gleichgewicht zum Idealgewicht.
Ronald Pierre Schwepppe
978-3-942772-90-7 **14,99 €**

Achtsam abnehmen.
33 Methoden für jeden Tag.
Ronald Pierre Schwepppe
978-3-942772-99-0 **12,99 €**

Warum Stress dick macht
... und warum wir entspannt schneller abnehmen.
Ronald Pierre Schwepppe
978-3-... ~~**12,99 €**~~ **9,75 €**

Der Burnout-Irrtum
Ausgebrannt durch Vitalstoffmangel – Burnout fängt in der Körperzelle an! Das Präventionsprogramm mit Praxistipps und Fallbeispielen.
Uschi Eichinger | Kyra Hoffmann
978-3-942772-06-8 **19,99 €**

Glückliche Kinder.
Erziehung in Liebe und Achtsamkeit.
Aus der Reihe «mitGefühl»
Ronald Pierre Schwepppe
978-3-95814-000-4 **7,99 €**

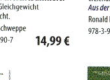

Starke Partner.
Beziehung in Liebe und Achtsamkeit.
Aus der Reihe «mitGefühl»
Aljoscha Long
978-3-95814-001-1 **7,99 €**

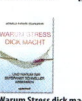

Dauerhaft schlank.
Ernährung mit Liebe und Achtsamkeit.
Aus der Reihe «mitGefühl»
Dr. Julia Bollwein
978-3-95814-002-8 **7,99 €**

Selbstheilung.
Gesundheit durch Liebe und Achtsamkeit.
Aus der Reihe «mitGefühl»
Fei Long
978-3-95814-003-5 **7,99 €**

systemed Verlag
Kastanienstraße 10
D-44534 Lünen
Telefon 02306 63934
Telefax 02306 61460
www.systemed.de
faltin@systemed.de

systemed verlag

Redaktion:	systemed Verlag, Lünen
	systemed GmbH, Kastanienstr. 10, 44534 Lünen
Fotografie (Rezeptbilder):	Studio Reiner Schmitz, München
Stockfotografie:	www.fotolia.com
Gestaltung, Satz:	A flock of sheep, Lübeck
Druck:	Florjancic Tisk d. o. o., Slowenien
ISBN:	978-3-95814-036-3

1. Auflage

Hinweis: Alle Informationen und Hinweise, die in diesem Buch enthalten sind, wurden von der Autorin nach bestem Wissen erarbeitet und von ihr und dem Verlag mit größtmöglicher Sorgfalt überprüft. Unter Berücksichtigung des Produkthaftungsrechts müssen wir allerdings darauf hinweisen, dass inhaltliche Fehler und Auslassungen nicht völlig auszuschließen sind. Für etwaige fehlerhafte Anga-ben können die Autoren, Verlag und Verlagsmitarbeiter keinerlei Verpflichtung und Haftung überneh-men. Korrekturhinweise sind jederzeit willkommen und werden gerne berücksichtigt.

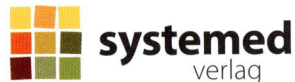

systemed
verlag